Die

kleine

Duft - Fibel

**Ein Leitfaden durch
die geheimnisvolle
und faszinierende
Welt der Düfte mit
Informationen, Tips
und Anregungen für
den Einkauf und die
richtige Anwendung
von Duftessenzen**

Christoph Brühwiler

1. Auflage 1994

Text und Gestaltung: Christoph Brühwiler
Titelfotos : Botanischer Garten, St. Gallen
Druck : Zehnder AG, Wil

Generalvertrieb :
Georg Schaufelberger
Zugerstr. 53, CH - 6300 Cham
Telefon 042 - 36 08 63
Fax 042 - 36 75 74

ISBN-Nr. 3-9520452-3-3

Inhaltsverzeichnis

Einteilung nach verschiedenen Gesichtspunkten

Vorwort

Essenzen, ätherische Oele und Absolues erfreuen sich immer grösserer Beliebtheit. Gleichzeitig ist das Angebot der verschiedenen, im Handel erhältlichen Duftqualitäten unüberschaubar geworden. Vom synthetischen Duftöl bis zum kostbaren ätherischen Oel aus kontrolliert biologisch angebauten Pflanzen wird alles angeboten; oftmals ohne umfassende Qualitäts- und Produkteangaben.

Als Anwender/-in dieser duftenden Kostbarkeiten fragen Sie sich deshalb zurecht:

- **Worin liegt der Qualitätsunterschied von guten und minderwertigen Düften ?**

- **Woran erkennt man einen unverfälschten, naturreinen Duft ?**

- **Warum sind die Preisunterschiede von Duftessenzen mit gleichem Namen zum Teil so gross ?**

- **Wofür kann man Düfte verwenden und in welcher Dosierung setzt man sie ein ?**

- **Welche Vorsichtsmassnahmen müssen bei der Anwendung von ätherischen Oelen, Essenzen und Absolues berücksichtigt werden ?**

Die nachfolgenden Ausführungen über ätherische Oele, Essenzen und Absolues sollen einerseits diese Fragestellungen beantworten und den verantwortungsvollen Umgang mit Düften fördern, andererseits aber auch motivieren, Düfte bewusster wahrzunehmen und eigene Dufterfahrungen zu sammeln.

Mit der vorliegenden Duftfibel möchte ich insbesondere das Bewusstsein fördern, dass naturbelassene, unverfälschte Duftessenzen wertvolle Geschenke unserer Pflanzenwelt sind, die mit Wertschätzung, Sorgfalt und in bewusster Dosierung eingesetzt werden wollen. Als Gegenleistung dafür entfalten sie ihre volle Schönheit und Harmonie und vermitteln uns Menschen so neue Lebenskraft und ein Gefühl der Freude und des Wohlbefindens.

In diesem Sinne wünsche ich Ihnen viel Spass beim Lesen und Nachschlagen in dieser Duftfibel und viele bereichernde Dufterlebnisse im täglichen Leben.

Christoph Brühwiler

Bedeutung der Düfte in der Vergangenheit

Steinzeit : Der Geruchsinn der damaligen Menschen war viel stärker ausgeprägt als heute. Für die Arterhaltung und die Auswahl der richtigen Nahrung spielte der Geruchsinn eine entscheidende Rolle. Die subtilen Unterschiede zwischen den geniessbaren und giftigen Pflanzen, Pilzen, Beeren etc. wurden über die Nase erkannt. Auch die Fortpflanzung zum richtigen Zeitpunkt wurde in jener Zeit über den Duft gesichert.
Im weiteren verbrannte man Blumen, Kräuter und Harze und merkte, dass durch die Hitze deren Duft besonders intensiv verströmte. Dabei spürte man die verschiedenen Wirkungen wie Entspannung, Wachheit oder Schläfrigkeit.

Aegypter : Bereits die Aegypter verwendeten Duftessenzen in ihrem täglichen Leben zur Parfumierung ihrer Körper. Die kostbarsten Düfte jedoch blieben in Aegypten den Königen vorbehalten. So badeten sie zum Beispiel in Rosenwasser und liessen sich mit duftenden Oelmischungen massieren. Nach dem Tod wurden ihre Körper mit Harz bestrichen und mit in Weihrauch- und Myrrhe-Essenz getränkten Tüchern eingewickelt, um so den Zersetzungsprozess zu verhindern. Die sehr gut erhaltenen Mumien aus jener Zeit unterstreichen eindrücklich die stark antiseptische und konservierende Wirkung von ätherischen Oelen.

Griechen : Auch bei den Griechen standen die ätherischen Oele hoch im Kurs, wenngleich sie ihnen eher geistige Bedeutung zukommen liessen. Glaubten sie doch, dass mit Duftessenzen eine Verbindung zu ihren Göttern hergestellt werden könne. So wurden die Essenzen vorwiegend bei Ritualen und Zeremonien zur Götterverehrung eingesetzt.

Römer : Die Römer hatten ebenfalls viel übrig für Duftstoffe, was bei ihrer bekannten Vorliebe für sinnliche Genüsse auch nicht verwundert. Sie brachten von ihren Eroberungsfeldzügen viele neue Düfte mit nach Hause, welche sie dann für herrlich riechende Bäder und kostbare Massagen verwendeten.

Mittelalter :   Durch die mittelalterlichen Kreuzzüge gelangten viele ätherische Oele auch nach Mittel- und Nordeuropa, wo sie in Arzneimitteln, Pflegeprodukten und Parfums zum Einsatz kamen. So bekannte Produkte wie Melissengeist oder Kölnisch Wasser haben ihren Ursprung in jener Zeit.

In Zeiten grosser Epidemien wie zum Beispiel der Pest waren keimabtötende, ätherische Oele eine grosse Hilfe. In den Spitälern wurden Harze von Pinie, Zeder und Zypresse, aber auch Wacholder- und Rosmarinzweige verbrannt, um so die gefährlichen Krankheitserreger zu vernichten.

19. Jahrhundert :   In dieser Zeit wurden immer mehr ätherische Oele aus Pflanzen isoliert und von Aerzten und Wissenschaftern auf deren Heilwirkungen und den möglichen Einsatz in der Medizin hin geprüft. So bekam diese Heilmethode unter der Bezeichnung **Aromatherapie** ihren festen Platz.

Als Begründer der modernen Aromatherapie gilt der französische Chemiker **René-Maurice Gattefossé**, der insbesondere auf dem Gebiet der medizinischen und kosmetischen Wirkungen von ätherischen Oelen Pionierarbeit leistete.

20. Jahrhundert :   Mit den vielfältigen Methoden der chemischen Industrie ist es heute immer leichter möglich, synthetische Billigduftstoffe im grossen Stil zu produzieren. Bis heute sind es ca. 5000 verschiedene, künstlich hergestellte Düfte; im Gegensatz zu den ungefähr 300 natürlich gewonnenen Essenzen eine überwältigende Anzahl.

Bestandteile von Parfums heissen heute nicht mehr nur Jasmin, Rose, Vanille oder Ylang-Ylang, sondern auch Hydroxymethylpentylcyclohexenaldehyd (synthetischer Duft, der nach Maiglöckchen riecht) oder Trimethylcyclohexadienylbutenon (fruchtiger Duft mit blumigen Nuancen) usw.

Sicherlich haben in der heutigen Zeit auch die synthetischen Duftstoffe ihre Berechtigung, könnten doch die gegenwärtig benötigten Mengen schlichtweg nicht mehr aus natürlichen Rohstoffen gedeckt werden.

Entstehung und Bedeutung der Duftstoffe in den Pflanzen

Bei den Duftstoffen einer Pflanze handelt es sich um Stoffwechselprodukte, welche bei der Photosynthese am Tag oder während des nächtlichen Regenerationsprozesses entstehen. Sie übernehmen nach heutigen Erkenntnissen mannigfaltige Funktionen zur Ueberlebenssicherung der Pflanze :

1.)   So zeigt die Pflanze durch Verströmen ihres Blütenduftes den Insekten ihre Fortpflanzungsbereitschaft an.

2.)   In umgekehrter Weise wehrt der Duft gewisser Pflanzen tierische Schädlinge ab (z.B. Cumarin in der Steinklee-Wurzel vertreibt Mäuse). Andererseits werden Pflanzen abgewehrt, welche den Wachstumsstandort streitig machen wollen.

3.)   In Zeiten grosser Trockenheit umgibt sich die Pflanze mit einer Dufthülle, was die Wasserverdunstung an der Pflanzenoberfläche erheblich reduziert. Mit dieser Massnahme gelingt es der Pflanze, auch längere "Durststrecken" unbeschadet zu überstehen.

4.)   Wissenschaftlich noch nicht erwiesen, wird vermutet, dass analog zur Duftmarkierung durch Tiere auch Pflanzen mit ihren Duftstoffen Botschaften aussenden und so Informationen austauschen.

Die heute aus Pflanzen gewonnenen Essenzen, ätherischen Oele und Absolues stammen aus den verschiedensten Pflanzenteilen, wie die Auflistung auf der nächsten Seite zeigt :

Für die Herstellung verwendete Pflanzenteile

Blüten	:	Cananga, Cassis, Gewürznelke, Ginster, Hyazinthe, Jasmin, Lavendel, Mimose, Narzisse, Neroli, Rose, Schafgarbe, Steinklee, Tuberose, Ylang-Ylang
Blätter	:	Bay, Cajeput, Cassia, Cistrose, Eucalyptus, Geranium, Lorbeer, Myrte, Niaouli, Nelke, Patchouli, Petitgrain, Ravensara,Tabak, Tea Tree, Veilchen, Zimt, Zitroneneukalyptus, Zypresse
Kraut	:	Basilikum, Bergbohnenkraut, Davana, Estragon, Immortelle, Kamille, Krauseminze, Liebstöckel, Melisse, Minze grün, Pfefferminze, Quendel, Rosmarin, Salbei, Thymian, Ysop, Zitronenminze
Fruchtschalen	:	Bergamotte, Blutorange, Grapefruit, Limette, Mandarine, Orange, Pampelmuse, Zitrone
Samen	:	Fenchel, Kardamom, Koriander, Kümmel, Pfeffer, Tonka
Nadeln	:	Douglasie, Kiefer, Meerkiefer, Weisstanne
Holz	:	Douglasie, Rosenholz, Sandelholz, Zeder
Harz	:	Benzoe, Elemi, Myrrhe, Weihrauch
Wurzeln	:	Angelika, Galgant, Ingwer, Iris, Narde, Vetiver
Gras	:	Citronelle, Lemongrass, Palmarosa
Beeren	:	Wacholder
Rinde	:	Zimt
Schoten	:	Vanille
Wachs	:	Honig

Herstellung von Duftessenzen

Je nach Beschaffenheit des Rohmaterials, dem Gehalt an ätherischem Oel in der Pflanze und den Ansprüchen, die man an das Endprodukt stellt, gelangen verschiedene Methoden zur Anwendung, um den jeweiligen Duftstoff aus dem entsprechenden Pflanzenteil herauszulösen :

1.) <u>Gewinnung durch Auspressung</u> (ergibt Essenzen)
Dieses sehr schonenedeVerfahren wird zur Gewinnung der Citrusfrucht-Essenzen angewendet. Die zerkleinerten Fruchtschalen werden mit wenig Wasser versetzt und anschliessend gepresst. Aus dem anfallenden Wasser/Duftstoff-Gemisch wird die Essenz mittels Zentrifuge abgetrennt.
<u>Beispiele</u> : **Bergamotte, Grapefruit, Limette, Mandarine, Orange, Zitrone**

2.) <u>Gewinnung durch Wasserdampf-Destillation</u> (ergibt ätherische Oele)
Die Destillation mit Wasserdampf ist die heute gebräuchlichste Form zur Gewinnung ätherischer Oele. Dazu wird heisser Wasserdampf durch das Pflanzengut geleitet, wobei das ätherische Oel herausgelöst und mitgerissen wird. Das überdestillierende Wasser/Oelgemisch wird abgekühlt, wodurch sich das ätherische Oel vom kondensierenden Wasser trennt.
<u>Beispiele</u> : **Eucalyptus, Lavendel, Melisse, Pfefferminze, Rose, Rosmarin**

3.) <u>Gewinnung durch Extraktion</u> (ergibt Absolues)
Diese Herstellungsmethode wird vor allem bei den wertvollen Blütendüften praktiziert, die meist einen sehr kleinen Anteil an ätherischem Oel enthalten. Die Blüten werden hierzu vom Lösungsmittel (Alkohol, Hexan, Petrolether, Kohlendioxid u.a.) durchspült, wobei nebst der Essenz auch Wachse und Pflanzenfarbstoffe herausgelöst werden. Nach dem Abdampfen des Lösungsmittels bleibt eine salbenartige bis feste Masse übrig, die sogenannte **Essence concrète**.
Daraus wird durch Weiterbehandlung (Extraktion der unerwünschten Begleitstoffe) die reine, rückstandsfreie **Essence absolue** gewonnen.
<u>Beispiele</u> : **Hyazinthe, Jasmin, Mimose, Narzisse, Tuberose, Veilchen**

Wird der Duftstoff aus einem Harz herausgelöst (extrahiert), so bezeichnet man diesen als **Resinoid.**
<u>Beispiele</u> : **Benzoe, Elemi, Myrrhe, Weihrauch**

Weitere Verfahren, welche heute allerdings nur noch wenig Verwendung finden, sind :
Enfleurage (Extraktion mit tierischen Fetten) und die **Mazeration.**

Qualitätsmerkmale von Duftessenzen

Die qualitativen Unterschiede der heutzutage erhältlichen Duftessenzen sind erheblich. Für den Konsumenten ist es praktisch unmöglich geworden, die Qualität der angebotenen Oele zu beurteilen. Nachfolgend sind einige Beurteilungskriterien aufgeführt, nach welchen Sie die Güte eines Duftes einschätzen können.

Grundsätzlich lassen sich Duftessenzen in die vier nachfolgenden Gruppen einteilen :

1.) Synthetische Duftöle
2.) Naturreine Duftessenzen; verdünnt mit Alkohol oder fetten Oelen
3.) Naturreine Duftessenzen; unverdünnt aus konventionellem Anbau
4.) Naturreine Duftessenzen; unverdünnt aus kontrolliert biologischem Anbau oder aus kontrollierter Wildsammlung.

Die qualitativ besten Duftessenzen stammen von Produzenten und Anbietern, die von A - Z auf die qualitative Hochwertigkeit ihrer Produkte setzen und nicht an der Herstellung und am Verkauf billiger Massenware interessiert sind.

Der Weg zur höchsten Produktequalität beginnt bei der ökologischen Bodenbearbeitung ohne Kunstdünger, der pestizidfreien Pflanzenpflege in der Wachstumsphase, führt weiter über die sorgfältige Ernte der Pflanzen und die fachgerechte Destillation, Extraktion oder Auspressung bis hin zur richtigen Lagerung und der exakten Abfüllung in die Fläschchen für den Endverkauf.

Für den qualitätsbewussten Anwender von Duftessenzen stehen beim Kauf im weiteren eine ganze Reihe von Kriterien zur Verfügung, nach welchen er die Qualität eines Duftes beurteilen kann. Vertrauenswürdige Anbieter versehen ihre Fläschchen mit einer umfassenden Deklaration. Folgende Angaben sollten auf der Etikette aufgedruckt sein :

- **deutscher und lateinischer Name des natürlichen Duftstoffes**
- **Ursprungsland (eindeutiger Staat)**
- **Angabe des Pflanzenteils, aus welchem der Duftstoff gewonnen wurde**
- **Angabe der Anbauqualität der zur Herstellung verwendeten Pflanzen**
- **Herstellungsverfahren (Auspressung, Destillation, Extraktion)**
- **Abfüllmenge (in g oder ml), welche sich kontrollieren lässt**
- **Herstellungsjahr und Chargennummer**
- **Hersteller- oder Vertriebsfirma**
- **Verwendungszweck (zur Wohnraumbeduftung, für Aromatherapie etc.)**
- **Vermerk "für Kinder unzugänglich aufbewahren"**

Fortschrittliche Anbieter versehen zudem ihre Fläschchen heute schon mit einem Originalitätsring und einem kindersicheren Verschluss.

Preiseinflüsse auf Duftessenzen

Wie in der Einleitung kurz angetönt, stellt sich dem aufmerksamen Konsumenten die Frage, warum die Preise für ätherische Oele so unterschiedlich sind und weshalb sogar gleichnamige Düfte preislich zum Teil sehr stark variieren.

Nachfolgend eine kleine Auswahl von Faktoren, welche einen wesentlichen Einfluss auf den Endverkaufspreis im Laden haben :

1.) Grundsätzlich entscheidend für das Preisniveau ist der für die Duftherstellung verwendete Pflanzenteil, der %-Gehalt an ätherischem Oel und der Rationalisierungsgrad bei der Ernte. Folgendes Vergleichsbeispiel soll dies verdeutlichen:

   a.) für einen Liter reines Rosmarinöl werden ca. 50 kg blühendes Rosmarinkraut mit Maschinen rationell geerntet und destilliert. Der daraus resultierende Endverkaufspreis für 10 ml beträgt ca. 10 - 15 Fr.

   b.) für einen Liter reines Rosenöl werden ca. 5000 kg Rosenblüten benötigt, welche vor Tagesanbruch von Hand geerntet werden müssen. Der Preis für 10 ml echtes Rosenöl beträgt dementsprechend ca. 300 - 500 Fr.

3.) Die Anbauqualität der Duftpflanzen beeinflussen den Preis ebenfalls stark, zumal bei oekologischer Bewirtschaftung der Felder die Unkrautbekämpfung heute oft noch in mühseliger Handarbeit erfolgt (hohe Lohnkosten); dies im Gegensatz zum Pestizideinsatz bei konventioneller Wirtschaftsweise, wo flächendeckend gearbeitet werden kann.

4.) Lohn- und Herstellungskosten verschiedener Produktionsländer variieren stark.

5.) Beratungsqualität im Fachgeschäft. Eine kompetente Duftberatung erfordert eine diesbezügliche Ausbildung sowie in der Praxis dann die nötige Zeit, um interessierte Kunden/-innen fachkundig beraten zu können und den richtigen Duft auszuwählen.

6.) Oftmals ergibt sich die Preisdifferenz eines Duftes bereits durch die unterschiedliche Abfüllmenge zweier verschiedener Anbieter. Gebräuchliche Abfüllmengen sind 10, 5 ,3, 2, 1 ml.

Der permanente Preiskampf, welcher zwischen verschiedenen Herstellerländern im Gange ist, lässt viele Produzenten zu unerlaubten Mitteln greifen, d.h. sie vermischen ihre eigenen Duftprodukte mit eingekaufter, viel günstigerer Ware aus anderen Ländern, um so zu den geforderten Tiefstpreisen ausliefern zu können. Welch mannigfaltige Verfälschungsmethoden in der Praxis zur Anwendung kommen, können Sie auf der nächsten Seite nachlesen.

Verfälschungsmethoden

Bis vor kurzem waren insbesondere die teuren Duftstoffe, welche aus Pflanzen mit einem sehr geringen Gehalt an ätherischem Oel und nur dank aufwendiger Methoden gewonnen werden können, das Ziel von "Fälschern".
Leider werden heute durch den bestehenden Preisdruck in den verschiedenen Produktionsländern auch verhältnismässig günstige Oele verfälscht , wodurch sie ihre Ursprünglichkeit und somit ihre hochstehende Qualität verlieren.

Folgende Methoden gelangen dabei zur Anwendung :

- **Verfälschung mit fetten Oelen, Alkohol und synthetischen Oelen, die erheblich billiger sind :**
  z.B. Benzoe, Jasmin, Rose, Vanille

- **Verfälschung mit billigeren Oelen der gleichen Pflanze aus einem anderen Anbaugebiet :**
  z.B. Bourbongeranie mit ägyptischer Geranie, marokkanische Myrte mit Balkan-Myrte

- **Verfälschung mit billigeren Oelen derselben Pflanze, aber eines anderen Pflanzenteils :**
  z.B. Nelkenblüten mit Nelkenblättern, Neroli mit Petitgrainöl, Zimtrinde mit Zimtblättern

- **Verfälschung mit preiswerteren Oelen aus Pflanzen derselben Familie oder desselben Namens :**
  z.B. Sandelholz Mysore mit Sandelholz westindisch (Amyrisöl), Lavendel fein mit Lavandin, Ceylon-Zimt mit Cassia-Zimt

- **Verfälschung mit billigeren Oelen anderer, ähnlicher Pflanzen :**
  z.B. Zitrone mit Lemongrass, Zypresse mit Rosmarin, Melisse mit Citronelle Atlaszeder (Cupressus sempervirens) mit Texaszeder (Juniperus mexicana)

- **Verfälschung mit natürlichen oder synthetischen Duftbestandteilen :**
  z.B. Zitrone mit Citral, Pfefferminzöl mit Menthol, Eucalyptusöl mit Cineol, Nelkenöl mit Eugenol

Wirkungsweise von Duftessenzen

Angesichts der erstaunlichen Wirkungen von ätherischen Oelen wurde schon früh in der Vergangenheit intensiv nach deren Wirkungsprinzipien geforscht. So entstanden zahlreiche Theorien über die Wirkungsweise von Düften. Nachfolgend eine kleine Auswahl davon :

1.) Eine Theorie geht davon aus, dass die hauptsächliche Wirkung der Duftessenzen in der Reizauslösung im Limbischen System, dem ältesten Teil unseres Gehirns, besteht. Das Limbische System ist das Steuerzentrum unserers vegetativen (unbeeinflussbaren) Nervensystems, welches Atmung, Herzschlag und Verdauung steuert, aber auch unser Gefühlsleben prägt. Der eintreffende Duftreiz bewirkt in diesem Zentrum die Ausschüttung neurochemischer Stoffe, welche in unserem Organismus jene Wirkung auslösen, die wir dann als z.B. belebend, entspannend, beruhigend oder erfrischend empfinden.

2.) Laut anderen Forschungsarbeiten weisen gewisse Inhaltsstoffe diverser ätherischer Oele sehr ähnliche chemische Strukturen auf wie menschliche Hormone und beeinflussen unseren Körper ähnlich der bekannten Wirkung derselben.

3.) Eine andere Studie besagt, dass das ätherische Oel beim Herauslösen aus der Pflanze (durch Destillation) im Rahmen seines Ueberlebenskampfes sogenannte Phytostimulantien (Phyto = Pflanze) produziert. Diese in den Essenzen vorhandenen biochemischen Stoffe bekämpfen bei der späteren Anwendung Infektionen (erklärt die stark antiseptische Wirkung von ätherischen Oelen) und unterstützen gleichzeitig die Geweberegeneration.

Als Anwender/-in von naturreinen Duftessenzen erkennen Sie an dieser Vielfalt von Wirkungsmöglichkeiten, dass eine absolute, allgemeingültige Erklärung der Wirkungsweise von Düften nicht möglich ist. Zu unterschiedlich sind die eingesetzten Qualitäten der ätherischen Oele und noch viel individueller sind wir Menschen als Wirkungsempfänger. Deshalb ist es zutreffender, bei der Beratung und beim Einsatz ätherischer Oele von Wirkungstendenzen zu sprechen.

Für den Einkauf und die Auswahl natürlicher Pflanzendüfte gibt es eine ganz einfache Entscheidungshilfe : **Lassen Sie Ihrer Intuition freien Lauf und wählen Sie stets nur ätherische Oele, Essenzen und Absolues aus, die Sie als wohlriechend empfinden. Wenn Ihnen ein Duft gefällt und Sie sich von ihm angezogen fühlen, übt er bereits seine positive Wirkung auf Sie aus.**

Haltbarkeit und Reife von Duftessenzen

Bei natürlichen Duftessenzen handelt es sich um Stoffgemische, welche sich aus bis zu Hunderten verschiedener biochemischer Substanzen zusammensetzen. Auf Ihrem Weg von der Pflanze bis zu ihrer Verwendung ist die Essenz sehr vielen Einflüssen ausgesetzt, weshalb es während dieser Zeit zu Veränderungen in der chemischen Zusammensetzung kommt. Diese Entwicklung erfolgt in zwei Phasen :

1.) **Die Duftessenz steht in der Reifephase und entwickelt dabei ihren harmonischen Duftcharakter.**

2.) **Die Duftessenz verändert sich durch äussere Einflüsse (Licht, Luftsauerstoff und Wärme) und verliert dabei nach und nach ihre typische Ausstrahlung wieder.**

Kaum erwähnt in der bisher erschienenen Literatur ist der Aspekt der Reife von ätherischen Oelen. Nach heutigen Erkenntnissen durchläuft das ätherische Oel nach seiner Gewinnung aus der Pflanze eine Reifungsphase, in welcher es seinen typischen Duftcharakter zu entwickeln. Bei vielen Oelen dauert dieser Reifungsprozess ein bis zwei Jahre (z.B. Lavendelöl); andere Oele wiederum benötigen für diese Entwicklung bis zu fünf Jahren (z.B. Patchouliöl).

Die Haltbarkeit von Duftessenzen ist sehr schwierig zu definieren. Beeinflusst wird sie insbesondere durch :

- **Anbauart der Pflanzen**
- **Witterungsbedingungen in der Wachstumsphase**
- **Sorgfalt bei der Verarbeitung**
- **Lagerung (lichtgeschützt und kühl)**
- **Anzahl der Umfüllungen (Kontakt mit Luftsauerstoff)**

Folgende Zeiträume lassen sich als Eckwerte formulieren :

- **Citrusfrucht-Essenzen**   **1 - 3 Jahre**
  (Bergamotte, Grapefruit, Limette, Mandarine, Orange, Zitrone)

- **Koniferenöle**   **2 - 4 Jahre**
  (Fichte, Kiefer, Weisstanne etc.)

- **Die übrigen Oele und Absolues**   **5 - 10 Jahre**

Kleines Aroma - ABC

Aromatologie : Unter dem Begriff Aromatologie versteht man das ganzheit-liche Wissen über Düfte (Bedeutung, Entstehung, Vorkom-men, Herstellung, Charakterisierung, biochemische Zusam-mensetzung, Wirkungstendenzen, Beurteilung der Toxizität, Anwendungsformen, richtige Dosierungen, Kontraindikatio-nen und daraus abzuleitende Anwendungseinschränkungen).

Aromatherapie : Die Aromatherapie gehört in das Gebiet der Naturheilkunde und kann als die Wissenschaft (und Kunst) von der Anwen-dung pflanzlicher Duftstoffe zur Behandlung von Krankhei-ten umschrieben werden. Der Aromatherapeut ist ein ausge-bildeter Arzt oder Psychologe mit Zusatzausbildung auf dem Gebiet der Aromatologie und der Aromatherapie.

Aromakosmetik : Unter Aromakosmetik wird die Reinigung/Pflege der Haut unter Einbezug ausgewählter ätherischer Oele verstanden. Diese gelangen in den verschiedensten Kosmetikprodukten in entsprechender Verdünnung zum Einsatz wie z.B. in Ge-sichtswässern, Körperölen, Cremes, Packungen und Masken usw. Als Aromakosmetiker/-innen anerkannt sind ausgebildete Kosmetiker/-innen mit Zusatzausbildung in Aromatologie.

Aromamassage : Die Aromamassage wird von ausgebildeten Masseur/-innen mit Zusatzausbildung in Aromatologie praktiziert. Das spe-zielle an der Aromamassage ist das unmittelbare, kunden-spezifische Zubereiten des Massageöls, welches die momen-tane Befindlichkeit des Massageempfängers berücksichtigt.

Aromaküche : Die Aromaküche verwendet eine Vielzahl von Essenzen und ätherischen Oelen ausschliesslich in einer Oel/Oel-Mischung (100 ml Speiseöl + 10 Tropfen ätherisches Oel) zum raffi-nierten Würzen von Gerichten. Die Aromaküche wurde bis-her erst von wenigen Köch/innen entdeckt und findet in der breiteren Oeffentlichkeit noch wenig Beachtung.

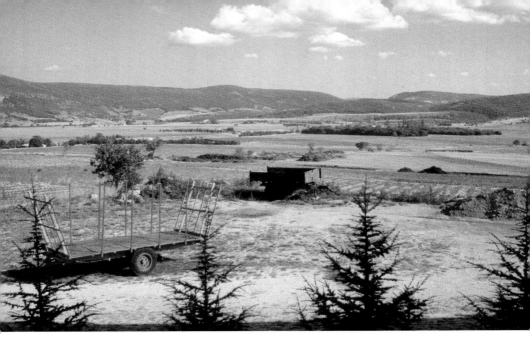

Ein typisches Landschaftsbild aus der Haute-Provence : sanft geschwungene Hügelzüge, gross-flächig bewachsen mit Eichenwäldern und in der Ebene die mit Duftpflanzen angelegten Felder.

Ein Lavendelfeld mit Jungpflanzen; im Vordergrund ist erkennbar, auf welch kargem, steinigem Boden der Lavendel gedeiht. Geerntet wird im Hochsommer (Juli, August) in der grössten Mittags-hitze, weil um diese Tageszeit der Gehalt an ätherischem Oel in den Blütenrispen am höchsten ist.

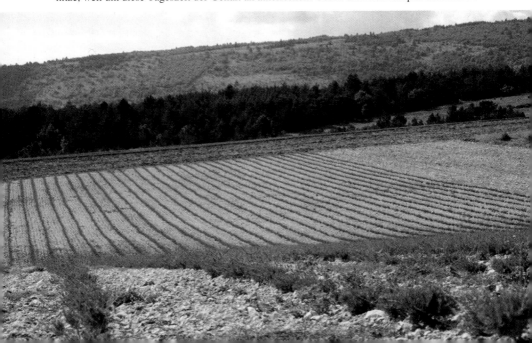

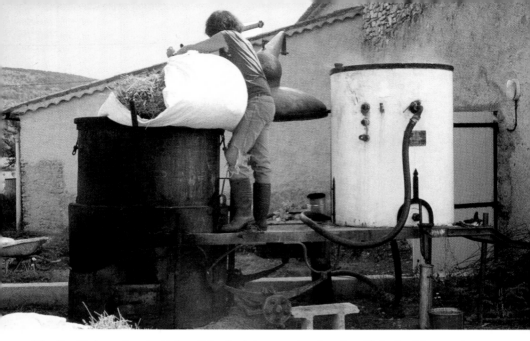

Eine Destillationsanlage im kleinen Stil, wie sie heute noch auf wenigen Höfen betrieben werden. Soeben wird der Kupferkessel der Distillerie mit Lavendel, der in Baumwolltüchern gesammelt wurde, beschickt.

Die Lavendelpflanzen werden festgetreten und der Kupferkessel mit der entsprechenden Menge Wasser versetzt. Das Wasser übernimmt während der Destillation die Funktion eines Lösungsmittels.

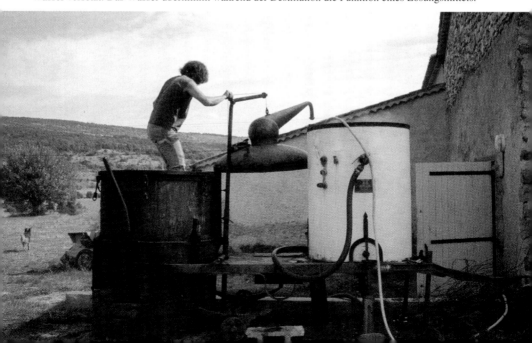

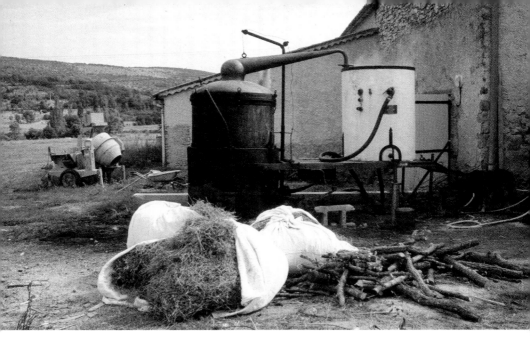

Sobald die Destillatonsanlage verschlossen ist, wird der Kupferkessel von unten mit Holz beheizt. Der entstehende Wasserdampf löst das ätherische Oel aus den Pflanzen und destilliert als Gemisch via Destillationsbrücke in den Kühler (weisser Zylinder). Dort kühlt sich das Oel/Wasser-Gemisch ab, wodurch sich das ätherische Oel wieder vom Wasser trennt.

Das Auffanggefäss übernimmt diese Trennfunktion. Das unten abfliessende Wasser wird als Hydrolat weiterverwendet, während das oben aufschwimmende ätherische Oel (ca. 3 Liter pro Ansatz) abgeschöpft wird.

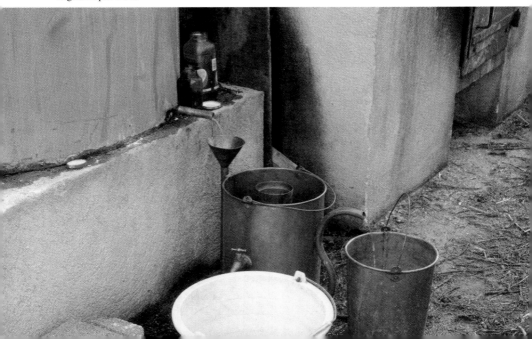

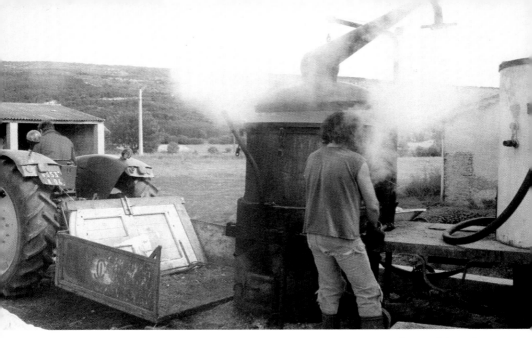

Nach erschöpfender Destillation, die beim Lavendel 1 - 2 Stunden dauert (variiert stark je nach Pflanzenart und Pflanzenteil), wird der Kupferkessel vorsichtig geöffnet. Eine duftende Wasserdampfwolke entweicht.

Von Hand wird der Kupferkessel gekippt, das ausdestillierte, dampfende Pflanzengut mit einer Gabel herausgezogen und mit der Kippe des Traktors zur Kompostieranlage transportiert.

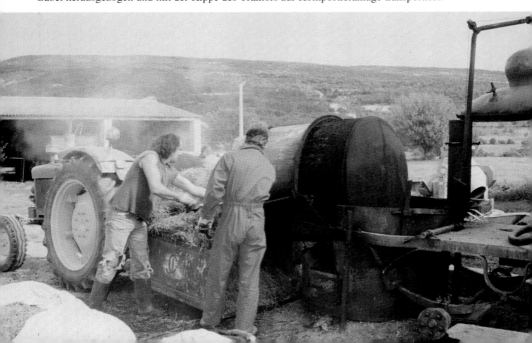

Wichtige Hinweise für die Anwendung von Duftessenzen

1.) Aetherische Oele sind hochwirksame, pflanzliche Wirkstoffgemische, deren unsachgemässe Einnahme schwerwiegende, gesundheitliche Folgen haben kann. Deshalb gehört die innerliche Anwendung ätherischer Oele für medizinische Zwecke, wenn überhaupt, in die Hände eines erfahrenen und anerkannten Aromatherapeuten.

2.) Viele Pflanzenduftstoffe wirken stark reizend auf die Schleimhäute von Augen, Nase, Mund und Magen. Deshalb ist im Umgang mit ätherischen Oelen besondere Vorsicht geboten. Auch der Hautkontakt mit unverdünnten Oelen sollte, von einigen Ausnahmen abgesehen, vermieden werden.

3.) Wie alle anderen Natursubstanzen können auch Essenzen, ätherische Oele und Absolues allergische Reaktionen auslösen. Verzichten Sie beim Auftreten solcher Ueberreaktionen auf den Einsatz der entsprechenden Essenz.

4.) <u>Bewahren Sie Duftessenzen für Kinder unerreichbar auf !</u>

5.) Dunkle, kühle Lagerung der Duftfläschchen gewähren die längstmögliche Haltbarkeit.

6.) Verlassen Sie sich beim Kauf von naturreinen Duftessenzen auf Ihre Nase. Sie weist Ihnen den richtigen Weg, denn wohlriechende Düfte bereiten Freude, schaffen eine angenehme Atmosphäre und entfalten hiermit ihre Wirkung. Informieren Sie sich zudem in Ihrem Fachgeschäft über Anwendungsmöglichkeiten und -einschränkungen, richtige Dosierung, Wirkungstendenz etc.

7.) Nicht die vielfältigen Literaturangaben über Duftessenzen, sondern Ihre ganz persönlichen Erfahrungen und Erlebnisse im Umgang mit Ihren Düften sind massgebend für deren individuellen Einsatz.

8.) Beachten Sie unbedingt, dass Duftessenzen auch Negativwirkungen haben. Besonders bei empfindlicher Haut, Bluthochdruck, Schwangerschaft, Neigung zu Epilepsie und bei Anwendung auf der Haut vor UV-Einstrahlung (Sonne, Solarium) ist von einem Einsatz der entsprechenden Essenzen abzuraten. Lesen Sie hierzu bitte die detaillierte Auflistung auf den nächsten beiden Seiten.

Anwendungseinschränkungen I

1.) **Durch den Einsatz folgender Oele kann die Haut gereizt werden :**
- Bohnenkraut, Cajeput, Cassia, Citronelle, Eucalyptus, Fichte, Ingwer, Kardamom, Krauseminze, Kreuzkümmel, Lemongrass, Litsea, Lorbeer, Nelke, Minze grün, Niaouli, Oregano, Pfeffer, Salbei, Tagetes, Thymian, Ysop, Zimtrinde, Zitrone

2.) **Bei Bluthochdruck sollten die nachfolgenden Oele gering dosiert werden :**
- Rosmarin, Salbei, Thymian, Ysop

3.) **Bei Schwangerschaft sollten folgende, abortiv wirkende Oele nicht eingesetzt werden :**
- Anis, Fenchel, Jasmin, Kümmel, Myrrhe, Salbei, Schafgarbe, Ysop, Zeder

4.) **Bei Neigung zu Epilepsie sind nachfolgend aufgeführte Essenzen nicht zu verwenden :**
- Fenchel, Rosmarin, Salbei, Thuja, Wermut, Ysop

5.) **Folgende Oele dürfen nicht vor einem Sonnenbad auf die Haut aufgetragen werden. Sie verursachen unter UV-Einstrahlung, auch in grosser Verdünnung, rote Flecken (Verbrennungen) :**
- Angelika, Bergamotte, Grapefruit, Limette, Mandarine, Orange, Pampelmuse, Petitgrain, Verbene, Zitrone

6.) **Für Kinder sind die Essenzen generell geringer (max. 2-3 Tropfen) zu dosieren. Als besonders sanft wirkende Essenzen gelten :**
- Benzoe, Honig, Kamille, Lavendel, Rose, Vanille

Anwendungseinschränkungen II

Legende:

T	=	Toxisch bei innerlicher Anwendung
H	=	Hautreizend bei empfindlicher Haut
P	=	Phototoxisch, verursacht bei UV- Strahlung Verbrennungen
A	=	Abortiv wirkend, nicht anwenden bei Schwangerschaft
E	=	Nicht anwenden bei Neigung zu Epilepsie
B	=	Gering dosieren bei vorhandenem Bluthochdruck

Angelika	P	Myrrhe	A
Anis	T/A	Nelkenblätter	T/H
Basilikum	T	Nelkenblüte	T/H
Bergamotte	P	Niaouli	H
Bohnenkraut	T/H	Orange	H/P
Cajeput	H	Oregano	T/H
Cassia	T/H	Petitgrain	P
Citronelle	H	Pfeffer	T/H
Eucalyptus	H	Pfefferminze	H
Fenchel	A/E	Rosmarin	E/B
Grapefruit	P	Salbei	T/H/A/E/B
Ingwer	H	Schafgarbe	A
Jasmin	A	Tagetes	H
Kardamom	H	Thuja	T/A/E
Krauseminze	H	Thymian	T/H/B
Kümmel	T/A/H	Veilchen	T
Lemongrass	H	Verbene	H/P
Limette	P	Wacholder	T
Litsea cubeba	H	Ysop	T/A/E/B
Lorbeer	H	Zeder	T/A
Majoran	T	Zimtblätter	T
Mandarine	H/P	Zimtrinde	T/H
Melisse	H	Zitrone	T/H/P
Minze grün	H		

Raumbeduftung

Die Raumbeduftung ermöglicht uns einen einfachen und zugleich sehr vielseitigen Einsatz verschiedenster Duftessenzen :

1.) Sie verschaffen Linderung bei Erkältungen, Schnupfen, Asthma, Husten Bronchitis und ähnlichen Leiden :
Cajeput, Eucalyptus, Kiefer, Myrte, Niaouli, Speik-Lavendel, Tea Tree, Thymian, Zitrone, Zypresse

2.) Sie können bei Einschlafschwierigkeiten infolge Nervosität und Ruhelosigkeit hilfreich sein :
Benzoe, Bergamotte, Fenchel, Kamille blau, Lavendel, Melisse , Neroli, Rose, Rosenholz, Sandelholz, Weihrauch, Zedernholz

3.) Am Arbeitsplatz, im Auto und überall dort, wo ein klarer Kopf gefragt ist, wirken folgende Duftessenzen erfrischend und konzentrationsfördernd :
Basilikum, Eisenkraut, Eucalyptus, Krauseminze, Lemongrass, Limette, Minze grün, Niaouli, Petitgrain, Pfefferminze, Ravensara, Zitrone

4.) Sie neutralisieren aber auch verrauchte Luft, Küchendünste, unerwünschte Düfte am "stillen Oertchen". Sie vertreiben aber auch unerwünschte Insekten.
Bay, Citronelle, Eucalyptus, Geranium, Lavendel, Lemongrass, Limette, Minze Nelke, Zimt, Zitrone

5.) Meine persönliche Empfehlung : Umgeben Sie sich mit Ihren Lieblingsdüften, um sich ganz einfach daran zu erfreuen und sich dabei wohlzufühlen.

Anwendung

Je nach Duft 1 - 10 Tropfen (je nach Duftintensität, Raumgrösse und Duftempfinden) in die mit Wasser gefüllte Schale der Duftlampe, auf den Duftstein oder ins Duftgefäss geben, im Raum aufstellen und den Duft verströmen lassen.

<u>Dosierung:</u>	Blütendüfte (Absolues)	:	1 - 2 Tropfen
	Aetherische Oele	:	3 - 4 Tropfen
	Citrusfruchtöle (Essenzen)	:	5 - 10 Tropfen

Duftbad

Seit Jahrtausenden schon geniessen die Menschen die wohltuenden Wirkungen des Badens. In Verbindung mit ätherischen Oelen können wir beim Baden von diversen Wirkungen profitieren :

- **Linderung von Krankheiten**
- **Reinigung und Pflege der Haut**
- **Geistige und körperliche Entspannung oder Anregung**
- **Genuss eines wunderbaren Dufterlebnisses**

Die Herstellung einer Duftbadkomposition ist sehr einfach :

1.) **3 Esslöffel Rahm mit 3 - 10 Tropfen verschiedener Duftessenzen nach eigener Wahl gut miteinander mischen.**

2.) **5 Esslöffel Meersalz in einem Weithalsglas mit Verschluss ebenfalls mit 3 - 10 Tropfen ätherischer Oele nach eigener Wahl versetzten, Deckel aufsetzen und durch Schütteln miteinander mischen.**

Nach diesen Vorbereitungen gilt es nur noch, das Badewasser einlaufen zu lassen, die Duftbad-Mischung im Wasser zu verteilen und das Dufterlebnis in vollen Zügen zu geniessen. Die optimale Einwirkungszeit beträgt ca. 20 Minuten.

Bitte verwenden Sie folgende Duftessenzen jeweils nur in sehr geringer Dosierung (1- 2 Tropfen) da sie ansonsten im warmen Wasser zu Hautreizungen führen können:

Cajeput, Citronelle, Eucalyptus, Ingwer, Kardamom, Koriander, Krauseminze, Lemongras, Minze grün, Pfeffer, Rosmarin, Salbei, Tea Tree, Zitrone

Wegen starker Hautreizung sind nachstehende Düfte nicht für das Duftbad geeignet:

Bohnenkraut, Cassia, Gewürznelke, Oregano, Pfefferminze, Thymian, Zimtrinde

Auf der nächsten Seite finden Sie einige Rezeptvorschläge für Duftbad-Mischungen. Diese können je nach Vorliebe variiert und/oder mit andern Düften ergänzt werden.

Rezepte für's Duftbad

(auf 3 Esslöffel Sahne oder 5 Esslöffel Meersalz)

Für das entspannende Bad

1.)	- Rose	2 Tropfen	2.)	- Orange	5 Tropfen
	- Geranium	3 Tropfen		- Ylang-Ylang	3 Tropfen
	- Rosenholz	4 Tropfen		- Sandelholz	3 Tropfen

3.)	- Bergamotte	4 Tropfen	4.)	- Kamille röm.	3 Tropfen
	- Geranie	2 Tropfen		- Mandarine	2 Tropfen
	- Neroli	2 Tropfen		- Lavendel	3 Tropfen
	- Sandelholz	2 Tropfen		- Zedernholz	3 Tropfen

Anregende und erfrischende Bäder

1.)	- Angelikawurzel	2 Tropfen	2.)	- Bergamotte	4 Tropfen
	- Limette	4 Tropfen		- Rosmarin	3 Tropfen
	- Wacholder	4 Tropfen		- Petitgrain	3 Tropfen

3.)	- Grapefruit	2 Tropfen	4.)	- Bay St. Thomas	2 Tropfen
	- Geranie	2 Tropfen		- Thymian mild	2 Tropfen
	- Basilikum	2 Tropfen		- Rosmarin	3 Tropfen
	- Ravensara	4 Tropfen		- Niaouli	4 Tropfen

Für das sinnliche Bad

1.)	- Bergamotte	3 Tropfen	2.)	- Honigöl	2 Tropfen
	- Jasmin	2 Tropfen		- Zimtblatt	2 Tropfen
	- Sandelholz	4 Tropfen		- Ylang-Ylang	4 Tropfen
	- Neroli	2 Tropfen		- Tonka	2 Tropfen

Duftbad für Kinderfreuden

1.)	- Kamille röm.	1 Tropfen	2.)	- Vanille	2 Tropfen
	- Lavendel	3 Tropfen		- Rose	2 Tropfen
	- Benzoe	3 Tropfen		- Honigöl	3 Tropfen

Massageöl

Massage bedeutet Geben und Nehmen, sanfter Körperkontakt zu einem andern Menschen, einander etwas Gutes tun. Jeder Mensch braucht Tasterfahrungen mit anderen Menschen. Zur Erfüllung dieses Grundbedürfnisses eignet sich die Massage mit wohlriechenden Düften ausgezeichnet.

Heutzutage werden Massagen in verschiedenen Bereichen eingesetzt :

- **Sportmassage**
- **Medizinische Massage**
- **Partnermassage**

Die Herstellung eines Massageöls ist ausgesprochen einfach. Als Basis dient ein hochwertiges Pflanzenöl (Jojobaöl, Mandelöl, Avocadoöl, Weizenkeimöl etc.), zu welchem die gewünschten Duftessenzen hinzugemischt werden können.

> **Dosierung :** **Auf 50 ml Pflanzenöl (z.B. Jojobaöl/ Mandelöl 1:1) 15 - 30 Tropfen Duftessenzen nach eigener Wahl gut miteinander mischen.**

Düfte für anregende, erfrischende Massageöle (gering dosieren, da hautreizend!)
Basilikum, Bay, Cajeput, Eucalyptus, Krauseminze, Lemongrass, Limone, Minze grün, Myrte, Niaouli, Pfefferminze, Rosmarin, Tea Tree, Wacholder, Zitrone

Düfte für entspannende, ausgleichende Massageöle :
Bergamotte, Fenchel, Geranium, Honig, Kamille, Lavendel, Melisse, Neroli, Orange, Rose, Rosenholz, Sandelholz, Vanille, Weihrauch, Zedernholz, Zypresse

Düfte für sinnliche Massageöle :
Cananga, Hyazinthe, Jasmin, Koriander, Mimose, Narzisse, Patchouli, Pfeffer, Rose, Sandelholz, Tonka, Tuberose, Vanille, Ylang Ylang, Zimt

Auf der nächsten Seite finden Sie einige Rezeptvorschläge für Massageöl-Mischungen. Diese können je nach Vorliebe variiert und/oder mit anderen Düften ergänzt werden.

Rezepte für Massageöle

(Mengen sind berechnet auf 50 ml Pflanzenöl)

Anregende, durchblutungsfördernde Massageöle

1.)			2.)		
Zitrone	6 Tropfen		Citronelle	4 Tropfen	
Rosmarin	4 Tropfen		Pampelmuse	8 Tropfen	
Wacholder	6 Tropfen		Krauseminze	4 Tropfen	
Geranium	4 Tropfen		Basilikum	4 Tropfen	

Massageöle zum Entspannen und Loslassen

1.)			2.)		
Bergamotte	6 Tropfen		Bergamotte	5 Tropfen	
Neroli	2 Tropfen		Lavendel	5 Tropfen	
Sandelholz	6 Tropfen		Jasmin	2 Tropfen	
Zedernholz	3 Tropfen		Zedernholz	4 Tropfen	
Ylang Ylang	3 Tropfen		Myrrhe	4 Tropfen	

Massageöle für die Partnermassage

1.)			2.)		
Honig abs.	3 Tropfen		Sandelholz	3 Tropfen	
Benzoe	5 Tropfen		Orange	5 Tropfen	
Zimtblatt	2 Tropfen		Jasmin	2 Tropfen	
Rose	2 Tropfen		Vanille	2 Tropfen	
Vetiver	4 Tropfen		Patchouli	4 Tropfen	

Sportmassageöle gegen Muskelverspannungen

1.)			2.)		
Wacholder	3 Tropfen		Cajeput	4 Tropfen	
Rosmarin	6 Tropfen		grüne Minze	4 Tropfen	
Zitrone	6 Tropfen		Kiefer	6 Tropfen	
Eucalyptus	4 Tropfen		Lemongrass	4 Tropfen	
Kiefer	5 Tropfen		Lavendel	6 Tropfen	

Inhalation

Inhalationen werden vorwiegend bei Infektionen der Atemwege (Erkältung, Husten, Schnupfen, Bronchitis etc.) wie auch bei Neben- und Stirnhöhlenentzündungen (zur Schleimlösung) eingesetzt.

Aetherische Oele spielen dabei ihre hervorragende Eigenschaft aus, stark entzündungs hemmend zu wirken; d.h. sie töten Bakterien ab oder hemmen zumindest deren Vermehrung. Diese antiseptische Wirkung wird neben der Inhalation auch zur Luftreinigung und -erfrischung in Spitälern und Heimen wie auch auf dem Gebiet der Wunddesinfektion und -heilung ausgenützt.

Anwendung

1.) 1 Liter Wasser aufkochen und heiss in eine Schüssel giessen

2.) 1 - 2 Tropfen des ausgewählten, ätherischen Oels hinzutropfen

3.) sofort ein Tuch über Kopf und Schüssel legen, damit der duftgesättigte Dampf nicht entweichen kann

4.) die aufsteigenden Dämpfe während 5 - 10 Min. langsam und tief einatmen

5.) wenn nötig ätherisches Oel nachgiessen (1 Tr.)

Nachfolgend sind diejenigen ätherischen Oele aufgeführt, welche besonders bei Atemwegsbeschwerden (Erkältung, Husten, Schnupfen, Bronchitis) hilfreich sind :

- Cajeput	- Lavendel Speik-	- Niaouli
- Eucalyptus	- Meerkiefer	- Tea Tree
- Kiefer	- Myrte	- Thymian

Für die wirkungsvolle Inhalation wurden spezielle Geräte entwickelt, welche die Anwendung einfacher und bequemer machen. Diese Geräte sind im Fachhandel erhältlich.

Gesichtsdampfbad

Das Dampfbad ist eine altbewährte Form zur gründlichen Hautreinigung. Durch den warmen Wasserdampf beginnt die Haut zu schwitzen, wodurch Schmutz, Schlacken stoffe sowie abgestorbene Hautschuppen auf sanfte Weise ausgeschwemmt werden. Gesichtsdampfbäder eignen sich praktisch für sämtliche Hauttypen.

Ausnahme : **Wer zu geplatzten Aederchen neigt, sollte auf diese Anwendung verzichten.**

Gesichtsdampfbäder wirken im weiteren durchblutungsfördernd, hautbefeuchtend und erfrischend. Ebenfalls kann bei dieser Anwendung eine hautstraffende und tonisierende Wirkung beobachtet werden.

Anwendung

1.) **Die Vorgehensweise ist identisch mit der Dampfinhalations - Anwendung**

2.) **Empfohlene Anwendungszeiten :**
- 5 Minuten bei trockener und empfind-licher Haut
- 10 Minuten bei fettiger und unreiner Haut

Verwenden Sie auch hier die Ihrem Hauttyp entsprechenden Oele. Allgemein reinigend wirken Pfefferminze, Wacholder und Zitrone.

Nach dem Dampfbad ist die Haut weich, geschmeidig und gut durchblutet. Als Weiter-behandlung empfiehlt sich die Reinigung mit lauwarmem Wasser oder das Abtupfen mit Rosenwasser oder einem anderen Hydrolat.

Auch für das Gesichtsdampfbad wurden spezielle Geräte entwickelt, welche die Anwen-dung einfacher und bequemer machen. Diese Geräte sind ebenfalls im Fachhandel er-hältlich.

Kompressen

Kompressen haben denselben kosmetischen Reinigungseffekt wie Dampfbäder. Auch sie öffnen die Hautporen, sodass die ätherischen Oele schneller und in tieferen Haut schichten ihre Wirkung entfalten können. Neben dieser aromakosmetischen Anwendung werden Kompressen auch in der Aromatherapie bei diversen körperlichen Beschwerden eingesetzt; sie wirken dabei entspannend, beruhigend und entkrampfend.

Kompressen werden je nach Verwendungszweck mit kaltem oder warmem Wasser vorbereitet.

Anwendung

1.) 1 - 2 Liter heisses oder kaltes Wasser mit der vom Fachpersonal (Aromatherapeut/-in, Aromakosmetiker/-in) empfohlenen Menge an ätherischem Oel versetzen.

2.) Dieses Oel/Wassergemisch sofort auf ein vorbereitetes Kompressen-Tuch giessen, dieses an der gewünschten Stelle auflegen und mit einem Frottéetuch abdecken.

3.) Kompresse allenfalls erneuern, wenn sie Körpertemperatur erreicht hat.

Warme Kompressen : werden vorwiegend bei Magen- und Unterleibsbeschwerden (Menstruationsbeschwerden) aufgelegt.

- **Magenschmerzen** Estragon, Fenchel, Geranium, Kamille blau, Rosmarin, Zitrone
- **Menstruations-beschwerden** Estragon, Immortelle, Kamille blau, Rosmarin, Zypresse

Kalte Kompressen : werden vorwiegend bei Entzündungen (Fieber), Kopfschmerzen, Sonnenbrand und Schwellungen eingesetzt.

- **Fieber (Wadenwickel)** Bergamotte, Eucalyptus, Kamille, Tea Tree, Zitrone
- **Kopfschmerzen** Lavendel, Krauseminze, grüne Minze, Melisse
- **Sonnenbrand** Immortelle, Kamille blau, Lavendel, Schafgarbe
- **Insektenstiche** Lavendel, Melisse, Pfefferminze, Tea Tree, Zitrone

Weitere Anwendungsmöglichkeiten

Gesichtsmasken : Ob zur Reinigung, Erfrischung oder Straffung, eine Gesichts-maske ist jederzeit eine Wohltat für die in der heutigen Zeit arg strapazierte Gesichtshaut.
Als Grundlage können Sie Joghurt, Quark, Rahm oder mit Wasser angerührte Heilerde verwenden. Die Ihrem Hauttyp entsprechenden Oele müssen bei dieser Anwen-dung besonders gering dosiert werden (1 - 2 Tropfen) ! Ueberdosierung kann Schleimhautreizungen und Kopf-schmerzen verursachen !

Sauna : Reine, ätherische Oele können die entgiftende Wirkung der Sauna unterstützen. Dazu werden ca. 5 Tropfen ätherisches Oel pro Kelle Wasser auf die heissen Saunasteine gegossen.
W i c h t i g: **Das ätherische Oel nie unverdünnt auf die heissen Steine geben. Brandgefahr !**
Folgende Essenzen eignen sich für die Sauna-Anwendung :
Cajeput, Eucalyptus, Kiefer, Lemongrass, Myrte, Niaouli, Ravensara, Tea Tree, Weisstanne, Zitrone

Aromaküche : Aetherische Oele und Essenzen eignen sich vorzüglich als Würzmittel in der Küche; ob in einer raffinierten Sauce, ei-ner exklusiven Marinade oder zum Aromatisieren eines feinen Desserts (Cremes, Glace, Kuchen).
Wie Sie bereits wissen, sind ätherische Oele hochkonzentrier-te Pflanzeninhaltsstoffe, weshalb sie vor der Anwendung in der Küche stark verdünnt werden müssen :
ca. 10 Tropfen ätherisches Oel auf 1 dl Speiseöl (Olivenöl, Sonnenblumenöl, Erdnussöl, Rapsöl usw.).
Ausgenommen davon sind die Citrusfrucht-Essenzen (Zi-trone, Orange, Mandarine, Grapefruit etc.) die wohl gering dosiert, nicht aber mit Speiseöl verdünnt werden müssen.

Fussbäder : Ein warmes Fussbad mit ätherischen Oelen wirkt sehr wohl-tuend und entkrampfend (4 - 5 Tropfen auf Meersalz) :
- bei Fusspilz   **Lavendel, Myrrhe, Tea Tree, Thymian**
- gegen Fussschweiss   **Bergamotte, Fichte, Muskatellersalbei, Salbei, Wacholder**
- gegen müde Füsse   **Lemongrass, Rosmarin, Zypresse**

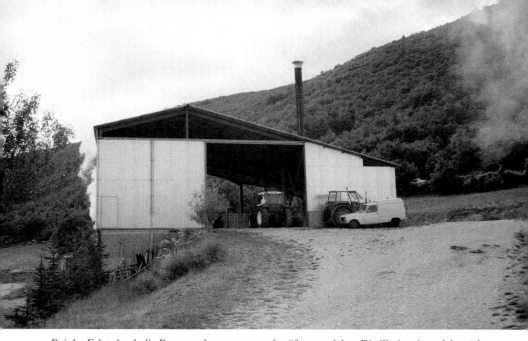

Bei der Fahrt durch die Provence begegnet man des öfteren solchen Distillerien, in welchen ätherische Oele im grosstechnischen Stil gewonnen werden.

Meist sind zwei oder mehr Destillationsanlagen parallel geschaltet, um so die Effizienz und die Kapazität während der Erntezeit (Mai - September) zu erhöhen und die anfallenden Pflanzen innert nützlicher Frist verarbeiten zu können.

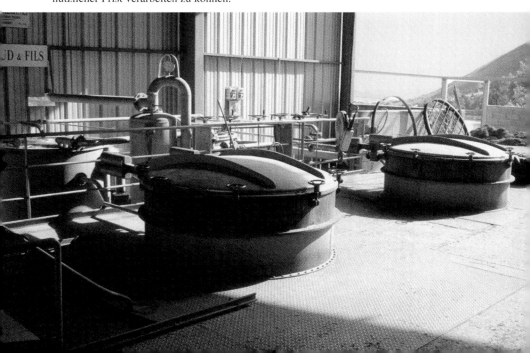

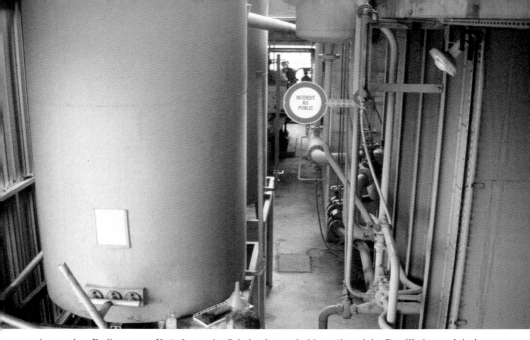

Ausser dem Bedienen von Knöpfen an der Schaltanlage geht hier während der Destillation praktisch nichts mehr von Hand. Komplizierte Röhrensysteme, Pumpen und Ventile reduzieren die manuelle Arbeit auf ein Minimum.

Auch die Rohmaterialien (hier der Lavendel) werden in anderen Mengen angeliefert. Lastwagen mitsamt Anhänger bringen die geschnittenen Pflanzen von den Feldern der näheren und weiteren Umgebung für die Weiterverarbeitung in die Distillerie.

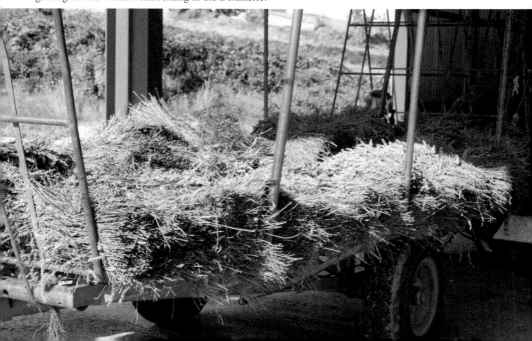

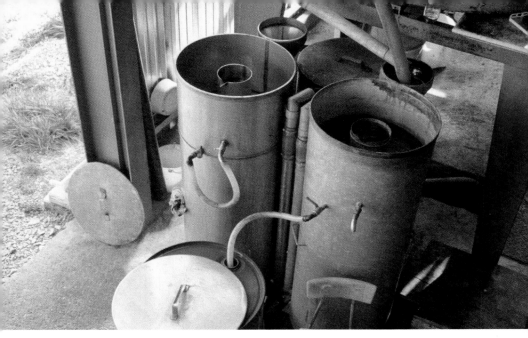

Die Auffanggefässe, in welchen sich das überdestillierende Gemisch aus Wasser und ätherischem Oel trennt, sind mannshoch und das ätherische Oel wird von dort direkt in handelsübliche 200 Liter-Fässer abgeleitet.

Nach der zweistündigen Destillation wird das dampfende Pflanzengut mittels Aufzug aus der Destillationskammer gezogen. Pro Füllung werden bei dieser Distillerie bis zu 30 Liter Lavendelöl gewonnen.

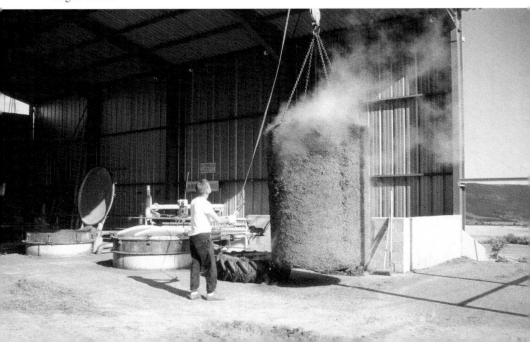

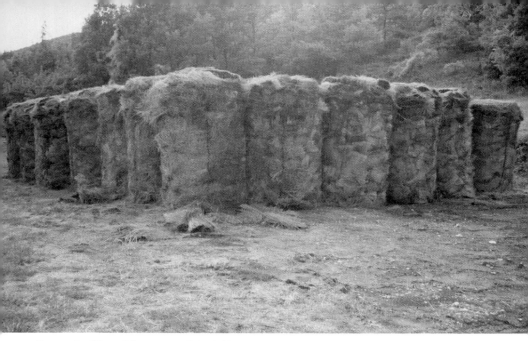

Das ausdestillierte Pflanzengut wird wie hier zum Trocknen neben der Distillerie hingestellt oder aber auf einem Lastwagen deponiert, der den Pflanzentrester zur Kompostier-Anlage transportiert.

In der Hitze der Provence sind die Pflanzenballen bereits nach wenigen Wochen trocken und können dann wieder als günstiges Brennmaterial für die Gewinnung weiterer, ätherischer Oele verwendet werden.

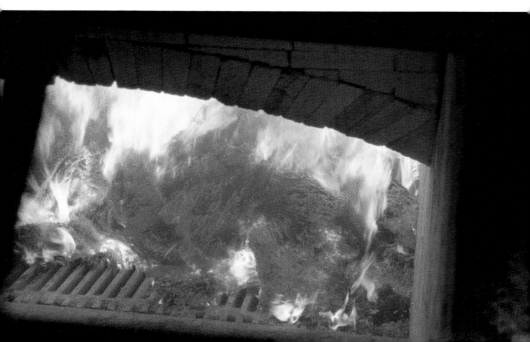

Beschreibung der wichtigsten Düfte

Auf den folgenden Seiten erhalten Sie übersichtlich dargestellt Informationen über 72 gebräuchliche Essenzen, ätherische Oele und Absolues. Dabei werden die Düfte aus verschiedenen Blickwinkeln heraus beurteilt und können so auch nebeneinander verglichen werden.
Beachten Sie zum Beispiel die unterschiedlichen Pflanzenmengen, die zur Gewinnung von einem Liter Duftstoff benötigt werden. Daraus verstehen Sie dann auch, warum ätherische Oele, Essenzen und Absolues derart stark variieren im Preis, den Sie letztendlich dann im Laden bezahlen.

Falls Sie Düfte verwenden, welche hier nicht aufgeführt sind, könnte es sich dabei um billige, synthetische Duftöle handeln. Von folgenden Düften gibt es meines Wissens bis heute nur die aus chemischen Grundstoffen künstlich hergestellte Version :

- **Farn**	- **Gardenia**	- **Lilie**	- **Maiglöckchen**
- **Flieder**	- **Geissblatt**	- **Linde**	- **Mandelblüte**
- **Fresie**	- **Grüner Apfel**	- **Lotusblüte**	- **Opium u.a.**

Auch Duftstoffe, die aus bestimmten Drüsen von Tieren gewonnen werden, sind hier nicht beschrieben, so zum Beispiel :

- **Ambra**	**Extrakt aus den Ausscheidungen des Pottwals**
- **Castoreum**	**Extrakt aus den Drüsenbeuteln des Bibers**
- **Moschus**	**Extrakt aus einem Drüsensekret des männlichen Moschustiers**
- **Zibet**	**Extrakt aus einem Drüsensekret der Zibetkatze**

Im weiteren fehlen in der nachfolgenden Zusammenstellung die stark giftigen Oele, welche nicht zum freien Verkauf im Laden zugelassen sein sollten :

- **Boldoöl**	- **Muskatnussöl**	- **Sadebaumöl**	- **Thujaöl**
- **Kalmusöl**	- **Poleiminzenöl**	- **Sassafrasöl**	- **Wermutöl**
- **Kampferöl**	- **Rainfarnöl**	- **Schopf-Lavendelöl**	- **u.a.**

Achten Sie aber auch bei den beschriebenen Düften ganz besonders auf die Anwendungseinschränkungen. Falls Sie zu einer der aufgeführten Risikogruppen gehören, unterlassen Sie bitte den Einsatz der entsprechenden Oele (Uebersicht siehe Seite 24 + 25). Ausgenommen hiervon ist die Anwendung in der Duftlampe zur Raumbeduftung, da in diesem Fall die Einwirkung auf unseren Organismus sehr sanft geschieht.

Angelikawurzel

(Angelica archangelica)

Pflanzenfamilie	:	**Doldenblütler**
Herkunft/Kultivierung	:	**Ungarn, Belgien, Deutschland, Holland**
Verwendeter Pflanzenteil:		**frische oder getrocknete Wurzeln**
Gewinnung durch	:	**Wasserdampf - Destillation (ergibt das ätherische Oel)**
Notwendige Pflanzen-menge für 1 l Oel	:	**250 - 350 kg**
Duftbeschreibung	:	**erdig-würziger, pfefferartiger, kräftiger Duft**
Duftintensität	:	**hoch**
Duftdauer	:	**lang**
Duftnote	:	**Fussnote; fixierend in Mischungen**
Duftlampen-Dosierung	:	**2 - 3 Tropfen (je nach Raumgrösse)**

Wirkungstendenz/
Anwendungsgebiete   :

- **Das Oel der Angelikawurzel wird als erdendes, vitalisierendes Oel beschrieben, das "abhebende" Menschen auf den Boden der Realität zurückführt.**
- **sein stabilisierender und stärkender Charakter ist hilfreich bei allgemeinen Schwächezuständen, Unsicherheit und übertriebener Aengstlichkeit.**
- **unterstützt unseren Durchhaltewillen und unsere Standfestigkeit im täglichen Leben.**
- **wirkt durchblutungsfördernd und wird aufgrund dieser Eigenschaft anregenden Massageölen und Duftbadmischungen zugefügt.**
- **stark keimhemmende Wirkung, deshalb besonders geeignet für die Duftlampe in Schnupfen- und Grippezeiten. Schützt vor Ansteckung und stärkt die körpereigenen Abwehrkräfte.**

Anwendungs-
einschränkungen   :

- **Phototoxisch ! Kann bei Anwendung auf der Haut bei UV-Einstrahlung (Sonne, Solarium) Verbrennungen verursachen.**

Basilikum

(Ocimum basilicum)

Pflanzenfamilie	:	**Lippenblütler**
Herkunft/Kultivierung	:	**Aegypten, Frankreich, Madagaskar, Reunion**
Verwendeter Pflanzenteil:		**blühendes Kraut**
Gewinnung durch	:	**Wasserdampf - Destillation (ergibt das ätherische Oel)**
Notwendige Pflanzen-menge für 1 l Oel	:	**500 - 1000 kg**
Duftbeschreibung	:	**frischer, krautiger, würzig-süsser, durchdringender Duft mit hoher Strahlkraft**
Duftintensität	:	**sehr intensiv**
Verdunstungszeit	:	**mittel**
Duftnote	:	**Herznote; verbindend in Mischungen**
Duftlampen-Dosierung	:	**1 - 2 Tropfen**

Wirkungstendenz/ Anwendungsgebiete :

- **Dem Basilikumöl wird eine intensive Wirkung auf der psychisch-mentalen Ebene zugeschrieben. In Lebensphasen, die von Angst, Nervosität, Melancholie und Traurigkeit geprägt sind, bietet sich der kräftigende und aufmunternde Charakter dieses wertvollen Duftes an.**
- **nervenstärkend bei geistiger Ueberanstrengung.**
- **erhöht die Spannkraft und Geschmeidigkeit der Haut (tonisierende Wirkung). Anwendung in vitalisierenden Hautpflegeprodukten.**
- **zur Anregung des Hautstoffwechsels bei fettiger, verstopfter Haut. Anwendung in Hautcremes und -ölen sowie in Pflegebädern (Basilikum erzeugt im Bad ein heiss/kalt-Gefühl).**

Anwendungs-einschränkungen :

- **bei äusserlicher Anwendung sind bis heute keine Kontraindikationen bekannt.**

Bay St. Thomas

(Pimenta racemosa)

Pflanzenfamilie	:	**Myrtengewächse**
Herkunft/Kultivierung	:	**Westindien, Süd- und Mittelamerika**
Verwendeter Pflanzenteil:		**Blätter**
Gewinnung durch	:	**Wasserdampf - Destillation (ergibt das ätherische Oel)**
Notwendige Pflanzen-menge für 1 l Oel	:	**70 - 200 kg**
Duftbeschreibung	:	**würzig-süsser, warmer Duft mit exotischer Frische**
Duftintensität	:	**mittel**
Verdunstungszeit	:	**mittel**
Duftnote	:	**Kopf- bis Herznote, verbindend in Mischungen**
Duftlampen-Dosierung	:	**3 - 4 Tropfen**
Wirkungstendenz/ Anwendungsgebiete	:	**- Bayöl passt mit seinem fruchtig-süssen Duft sehr gut in exotische Duftkompositionen.** **- ausgleichend und beruhigend bei Launenhaftigkeit und starken Gefühlsschwankungen.** **- wird als geruchsneutralisierendes Oel in der Duft-lampe eingesetzt (z.B. Küchendünste, Rauch usw.)** **- sehr wertvoll für die Kopfhaut- und Haarpflege (Shampoos, Haarwässer, Packungen und Kuren); wird in der Literatur auch als haarwuchsfördernd beschrieben.** **- durchblutungsfördernd im Duftbad und im Mas-sageöl.**
Anwendungs-einschränkungen	:	**- bei äusserlicher Anwendung sind bis heute keine Kontraindikationen bekannt.**

Benzoe

(Styrax tonkinensis)

Pflanzenfamilie	:	**Styraxgewächse**
Herkunft/Kultivierung	:	**Iran, Thailand, Laos, Kambodscha, Vietnam**
Verwendeter Pflanzenteil:		**Harz des Styraz-Baumes**
Gewinnung durch	:	**Extraktion mit Alkohol (ergibt das Resinoid)**
Notwendige Pflanzen-menge für 1 l Resinoid	:	**1 - 2 kg Harz**
Duftbeschreibung	:	**schokoladig-süsser, warmer, balsamischer Duft**
Duftintensität	:	**mittel**
Verdunstungszeit	:	**sehr lang**
Duftnote	:	**Fussnote, fixierend in Mischungen**
Duftlampen-Dosierung	:	**2 - 3 Tropfen**

Wirkungstendenz/
Anwendungsgebiete   :

- **Das Resinoid des Benzoe-Harzes sorgt für ruhige und ausgeglichene Stimmung und besänftigt gereizte Nerven nach einem hektischen und aufreibenden Arbeitstag.**
- **eignet sich vorzüglich zur Einstimmung auf einen Feierabend voller Gemütlichkeit.**
- **altbekanntes Schönheitsmittel; wird in aromakosmetischen Hautpflegeprodukten für die trockene und alternde Haut verwendet. Verleiht der Haut Spannkraft und hält sie elastisch.**
- **wirkt entzündungshemmend und schleimlösend; wird deshalb bei Entzündungen im Halsbereich als Inhalation oder in der Duftlampe empfohlen.**
- **findet in der Parfümerie Verwendung als natürlicher Fixateur in balsamischen Kompositionen.**

Anwendungs-
einschränkungen   :

- **bei äusserlicher Anwendung sind bis heute keine Kontraindikationen bekannt.**

Bergamotte

(Citrus bergamina)

Pflanzenfamilie	:	**Rautengewächse**
Herkunft/Kultivierung	:	**Italien, Elfenbeinküste, Spanien, Kalifornien**
Verwendeter Pflanzenteil:		**Fruchtschale der grünen Früchte**
Gewinnung durch	:	**Auspressung (ergibt die Essenz)**
Notwendige Pflanzen-menge für 1 l Essenz	:	**200 - 300 kg**
Duftbeschreibung	:	**erfrischender, fruchtig-süsser Duft mit angenehm warmem Charakter**
Duftintensität	:	**mittel**
Verdunstungszeit	:	**kurz**
Duftnote	:	**Kopfnote in Mischungen (z.B. im Kölnisch Wasser)**
Duftlampen-Dosierung	:	**4 - 6 Tropfen**

Wirkungstendenz/ Anwendungsgebiete	:	- **Bergamotte-Essenz ist sehr vielseitig einsetzbar; durch ihren sanften und verbindenden Duft findet sie in vielen Mischungen Verwendung.**
		- **eine aufmunternde, stimmungserhellende Essenz, die sehr gut als sonniger Kontrast zu den kurzen, neblig-düsteren Tagen der kalten Wintermonate passt (Duftlampe, Bad).**
		- **vorzüglich in Körper- und Badeölen bei übermäs-siger Talgproduktion (bei fetter und unreiner Haut).**
		- **hilfreich in einem Heilöl bei Akne und Ekzemen.**
		- **wird als Gurgelwasser bei Entzündungen im Mund empfohlen (1 - 2 Tropfen auf ein Glas Wasser).**
		- **empfehlenswert im warmen Fussbad bei starker Schweissabsonderung .**
Anwendungs-einschränkungen	:	- **Phototoxisch ! Kann bei Anwendung auf der Haut bei UV-Einstrahlung (Sonne, Solarium) Verbren-nungen verursachen.**

Bohnenkraut

(Satureja hortensis)

Pflanzenfamilie	:	**Lippenblütler**
Herkunft/Kultivierung	:	**Frankreich**
Verwendeter Pflanzenteil:		**Kraut**
Gewinnung durch	:	**Wasserdampf - Destillation (ergibt das ätherische Oel)**
Notwendige Pflanzen-menge für 1 l Oel	:	**300 - 500 kg**
Duftbeschreibung	:	**würzig-aromatischer, thymianähnlicher Duft**
Duftintensität	:	**mittel**
Verdunstungszeit	:	**kurz**
Duftnote	:	**Kopf - Herznote**
Duftlampen-Dosierung	:	**3 - 4 Tropfen**

Wirkungstendenz/
Anwendungsgebiete :

- **Bohnenkrautöl wirkt durch seine Frische stark anregend und vitalisierend, besonders bei Energie- und Lustlosigkeit.**
- **wird in geringer Dosierung als aphrodisischer Duft beschrieben und kann bei sexueller Unlust eingesetzt werden.**
- **durch den hohen Phenolanteil (Carvacrol) weist das Bohnenkrautöl eine stark keimtötende Wirkung auf und wird vorzugsweise bei Wunden und Insektenstichen zur Desinfektion eingesetzt.**
- **in der Aromaküche wird Bohnenkraut wegen seiner verdauungsfördernden und blähungswidrigen Eigenschaften geschätzt**

Anwendungs-
einschränkungen :

- **Bohnenkrautöl wirkt stark hautreizend ! Bei Anwendungen auf der Haut gering dosieren !**

Cajeput

(Melaleuca leucadendra)

Pflanzenfamilie	:	**Myrtengewächse**
Herkunft/Kultivierung	:	**Australien, Philippinen, Malaysia, Molukken**
Verwendeter Pflanzenteil:		**Blätter**
Gewinnung durch	:	**Wasserdampf - Destillation (ergibt das ätherische Oel)**
Notwendige Pflanzen-menge für 1 l Oel	:	**100 - 150 kg**
Duftbeschreibung	:	**frischer, belebender, eucalyptusartiger Duft**
Duftintensität	:	**mittel**
Verdunstungszeit	:	**kurz**
Duftnote	:	**Kopfnote in Mischungen**
Duftlampen-Dosierung	:	**4 - 5 Tropfen**

Wirkungstendenz/Anwendungsgebiete :

- **Cajeputöl wirkt durch seine Frische anregend und stimulierend. Besonders bei Lustlosigkeit und Antriebsschwäche.**
- **überall dort willkommen, wo Konzentration und geistige Wachheit gefragt sind (Duftlampe).**
- **als Inhalationsöl neben Eucalyptus bei Erkältungen Schnupfen, Bronchitis.**
- **gemäss Jean Valnet auch hilfreich bei Ohren- und Zahnschmerzen (ein mit Cajeputöl getränkter Wattebausch ins Ohr oder ein Tropfen auf den schmerzenden Zahn).**
- **ist auch Bestandteil in Rheumaölen oder -salben (Rezeptur beim Aromatherapeuten erhältlich).**

Anwendungs-einschränkungen :

- **Cajeputöl kann empfindliche Haut reizen !**
In aromakosmetischen Zubereitungen und für Massageöle kann stattdessen das sanftere Niaouli-öl eingesetzt werden.

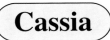

Cassia

(Cinnamomum aromaticum)

Pflanzenfamilie	:	**Lorbeergewächse**
Herkunft/Kultivierung	:	**China, Südostasien**
Verwendeter Pflanzenteil:		**Blätter, Stengel, junge Zweige**
Gewinnung durch	:	**Wasserdampf - Destillation (ergibt das ätherische Oel)**
Notwendige Pflanzen- menge für 1 l Oel	:	**50 - 200 kg**
Duftbeschreibung	:	**typischer, warmer, würzig-süsser Zimtduft**
Duftintensität	:	**stark**
Verdunstungszeit	:	**mittel**
Duftnote	:	**Herznote; verbindend in Mischungen**
Duftlampen-Dosierung	:	**2 - 3 Tropfen**

Wirkungstendenz/ Anwendungsgebiete   :

- **mit seinem warmen Zimtduft passt Cassia wunderbar in die kalte Jahreszeit (Duftlampe).**
- **Cassiaöl spricht in besonderem Mass unsere Gefühle an, vermittelt Geborgenheit und Wärme.**
- **öffnet uns für bewusstere Sinneswahrnehmungen.**
- **zählt zu den erotisierenden Düften und kann deshalb gering dosiert einer sinnlichen Massageölmischung oder einem selbstkomponierten Parfum hinzugemischt werden.**
- **wird aufgrund seines günstigen Preises zur Verfälschung von echten Ceylon-Zimtölen missbraucht.**

Anwendungs- einschränkungen   :

- **Cassiaöl wirkt stark hautreizend ! Deshalb bei Anwendungen auf der Haut sehr gering dosieren !**

Cistrose

(Cistus ladanifer)

Pflanzenfamilie	:	**Cistrosengewächse (nicht verwandt mit der Rose)**
Herkunft/Kultivierung	:	**Mittelmeerländer**
Verwendeter Pflanzenteil:		**Harz, das an Blättern und Zweigen austritt**
Gewinnung durch	:	**- Extraktion (ergibt das Resinoid)** **- Wasserdampfdestillation (ergibt das ätherische Oel)**
Notwendige Pflanzen- menge für 1 l Oel	:	**20 - 30 kg**
Duftbeschreibung	:	**warmer, würziger, eigenartiger Duft mit geheimnis- voller Tiefe**
Duftintensität	:	**stark**
Verdunstungszeit	:	**lang**
Duftnote	:	**Fussnote; fixierend in Mischungen**
Duftlampen-Dosierung	:	**1 - 2 Tropfen**
Wirkungstendenz/ Anwendungsgebiete	:	**- Cistrosenöl findet häufig Verwendung in Medita- tionsmischungen zur Schaffung einer spirituellen, zentrierenden Atmosphäre.** **- mit dem sogenannten "Seelenöl" können blockierte Gefühle aus unbewältigten Erlebnissen der Ver- gangenheit wieder in Fluss gebracht werden.** **- antiseptische, tonisierende Wirkung in Hautpfle- geprodukten (Cremes, Körperölen) für die fette, unreine und entzündete Haut. Auch als Heilöl bei Akne, Ekzemen und Schuppenflechte hat sich Cist- rosenöl bewährt.** **- wertvoll auch für die Behandlung von eitrigen, schlecht heilenden Wunden.** **- dient in diversen Parfums als Basisöl mit sinnli- cher Ausstrahlung.**
Anwendungs- einschränkungen	:	**- bei äusserlicher Anwendung sind bis heute keine Kontraindikationen bekannt.**

Citronelle

(Cymbopogon nardus)

Pflanzenfamilie	:	**Süssgräser**
Herkunft/Kultivierung	:	**Sri Lanka, China, Indonesien, Brasilien, Kolumbien**
Verwendeter Pflanzenteil:		**frische oder angetrocknete Grasbüschel**
Gewinnung durch	:	**Wasserdampf - Destillation** **(ergibt das ätherische Oel)**
Notwendige Pflanzen-menge für 1 l Oel	:	**ca. 100 kg**
Duftbeschreibung	:	**krautig-frischer, zitronenartiger Duft**
Duftintensität	:	**mittel**
Verdunstungszeit	:	**kurz**
Duftnote	:	**Kopfnote in Mischungen**
Duftlampen-Dosierung	:	**4 - 5 Tropfen**

Wirkungstendenz/ :
Anwendungsgebiete

- **Citronelle-Oel ist ein erfrischender, anregender "Morgenduft", der unsere Lebensgeister weckt.**
- **der aus den Tropen stammende Duft verbreitet durch seine gespeicherte Energie vieler Sonnentage eine gelöste, heitere Stimmung.**
- **eine zuverlässige Hilfe in einem Anti-Mückenöl; hierfür werden 20 Tropfen Citronelle-Oel mit 0,5 dl Jojobaöl/Mandelöl gemischt.**
- **kann in der Duftlampe als Luftverbesserer in Bad und Küche eingesetzt werden.**
- **Citronelle-Oel wird hierzulande auch unter dem Namen "Melissa indicum" (indische Melisse) angeboten, hat aber mit der echten Zitronenmelisse (Melissa officinalis) nichts gemeinsam.**

Anwendungs-einschränkungen :

- **Citronelleöl kann bei empfindlicher Haut und zu hoher Dosierung Reizungen verursachen !**

Eichenmoos

(Evernia punastri)

Pflanzenfamilie	:	**gehört zur Familie der Baummoose**
Herkunft/Kultivierung	:	**Frankreich, Kroatien**
Verwendeter Pflanzenteil:		**Moos**
Gewinnung durch	:	**Extraktion mit Petrolether oder Alkohol (ergibt das Absolue)**
Notwendige Pflanzen-menge für 1 l Absolue	:	**50 - 100 kg**
Duftbeschreibung	:	**eigenartiger, erdig-moosiger Duft mit viel Wärme**
Duftintensität	:	**stark**
Verdunstungszeit	:	**sehr lang (Tage - Wochen)**
Duftnote	:	**Fussnote; fixierend in Mischungen**
Duftlampen-Dosierung	:	**Eichenmoos absolue wird üblicherweise nicht in der Duftlampe eingesetzt.**
Wirkungstendenz/ Anwendungsgebiete	:	**- Das Absolue vom Eichenmoos wird praktisch aus-schliesslich als Fixateur in der Parfumindustrie verwendet. Gibt den Mischungen die nötige Tiefe und Wärme sowie einen leicht erotisierenden Cha-rakter.**
Anwendungs-einschränkungen	:	**- bei äusserlicher Anwendung sind bis heute keine Kontraindikationen bekannt**

Estragon

(Artemisia dracunculus)

Pflanzenfamilie	:	**Korbblütler**
Herkunft/Kultivierung	:	**Russland, Frankreich, Spanien, Italien**
Verwendeter Pflanzenteil:		**Kraut**
Gewinnung durch	:	**Wasserdampf - Destillation (ergibt das ätherische Oel)**
Notwendige Pflanzen-menge für 1 l Oel	:	**100 - 150 kg**
Duftbeschreibung	:	**frischer, kräftiger, würziger, anisartiger Duft**
Duftintensität	:	**stark**
Verdunstungszeit	:	**mittel**
Duftnote	:	**Herznote; verbindend in Mischungen**
Duftlampen-Dosierung	:	**2 - 3 Tropfen**

Wirkungstendenz/ Anwendungsgebiete :

- **Estragonöl wirkt durch seine Frische und seine Kraft aufbauend und stimulierend bei psychischen Schwächezuständen.**
- **kann auf einer warmen Bauchkompresse krampfartige Magen- und Menstruationsbeschwerden lindern.**
- **vorzüglich in der Aromaküche als Oel/Oel-Mischung (10 Tropfen Estragonöl auf 100 ml fettes Speiseöl) für Saucen, Marinaden usw.; regt den Appetit an, fördert die Verdauung und wirkt Blähungen und Fäulnisprozessen entgegen.**
- **Estragonöl ist in frisch-würzigen Parfums eine wichtige Komponente.**

Anwendungs-einschränkungen :

- **bei äusserlicher Anwendung sind bis heute keine Kontraindikationen bekannt.**

Eucalyptus

(Eucalyptus globulus)

Pflanzenfamilie	:	**Myrtengewächse**
Herkunft/Kultivierung	:	**Australien, Portugal, Spanien, Indien, Brasilien**
Verwendeter Pflanzenteil:		**Blätter und Zweige**
Gewinnung durch	:	**Wasserdampf - Destillation (ergibt das ätherische Oel)**
Notwendige Pflanzenmenge für 1 l Oel	:	**30 - 100 kg**
Duftbeschreibung	:	**erfrischender, kühler Duft, erinnert an Medizin**
Duftintensität	:	**mittel**
Verdunstungszeit	:	**kurz**
Duftnote	:	**Kopfnote in Mischungen**
Duftlampen-Dosierung	:	**4 - 5 Tropfen**

Wirkungstendenz/
Anwendungsgebiete   :

- **Eucalyptusöl ist den meisten von uns ein Begriff als Oel zum Inhalieren.**
- **wirkt allgemein anregend, erfrischend und konzentrationsfördernd bei Müdigkeit und Erschöpfung.**
- **vertreibt lästige Insekten (Duftlampe).**
- **bringt Erleichterung bei Atemwegsinfektionen wie Erkältungen, Bronchitis, Schnupfen (Inhalation).**
- **kann, ebenfalls inhaliert, Hustenreiz lindern.**
- **wundheilend, da es die Bildung von neuem Hautgewebe begünstigt.**
- **findet in der Aromakosmetik Verwendung für die Behandlung von unreiner, entzündeter Haut.**
- **wirkt durch Auflegen von kalten Wadenwickeln fiebersenkend.**

Anwendungseinschränkungen   :

- **Eucalyptusöl kann bei empfindlicher Haut und zu hoher Dosierung Reizungen verursachen !**

Fenchel

(Foeniculum vulgare)

Pflanzenfamilie	:	**Doldenblütler**
Herkunft/Kultivierung	:	**Frankreich, Aegypten, China, Indien**
Verwendeter Pflanzenteil:		**Samen**
Gewinnung durch	:	**Wasserdampf - Destillation (ergibt das ätherische Oel)**
Notwendige Pflanzen-menge für 1 l Oel	:	**25 - 50 kg**
Duftbeschreibung	:	**warmer, süsser, typischer Fenchelduft**
Duftintensität	:	**mittel**
Verdunstungszeit	:	**mittel**
Duftnote	:	**Herznote; verbindend in Mischungen**
Duftlampen-Dosierung	:	**2 - 3 Tropfen**

Wirkungstendenz/
Anwendungsgebiete   :

- **Fenchelöl ist ein wertvoller Duft zur Entspannung und Beruhigung der Nerven, besonders bei Aufregung, Stress, Nervosität und Anspannung. (Duftlampe, Massageöl, Duftbad)**
- **lindernd bei krampfartigen Verdauungsbeschwerden und Blähungen (warme Kompresse mit 3 Tropfen Fenchelöl auflegen).**
- **kann in aromakosmetischen Pflegeprodukten wie Gesichtsölen, Hautcremes und Masken sowohl für trockene Haut als auch für Altershaut, Falten und Runzeln eingesetzt werden; strafft die Haut und erhöht deren Elastizität.**
- **seine durchblutungsfördernden Eigenschaften können wir uns in einem Massageöl zunutze machen.**

Anwendungs-
einschränkungen   :

- **nicht anwenden bei Neigung zu Epilepsie !**
- **nicht anwenden während der Schwangerschaft !**

Fichte

(Picea abies)

Pflanzenfamilie	:	**Kieferngewächse**
Herkunft/Kultivierung	:	**Sibirien**
Verwendeter Pflanzenteil:		**Nadeln**
Gewinnung durch	:	**Wasserdampf - Destillation (ergibt das ätherische Oel)**
Notwendige Pflanzen-menge für 1 l Oel	:	**ca. 100 kg**
Duftbeschreibung	:	**waldig-frischer, belebender Koniferen-Duft**
Duftintensität	:	**gering**
Verdunstungszeit	:	**kurz**
Duftnote	:	**Kopfnote in Mischungen**
Duftlampen-Dosierung	:	**5 - 6 Tropfen**

Wirkungstendenz/
Anwendungsgebiete   :

- **Fichtennadelöl wirkt lindernd bei allen Beschwerden der Atemwege (Asthma, Husten, Schnupfen, Bronchitis usw.).**
- **schmerzlindernd bei Gicht und Rheuma zusammen mit anderen ätherischen Oelen wie Eucalyptus, Myrte, Lavendel, Majoran, Rosamrin etc. in einem Bade- oder Massageöl (Rezeptur beim Aromatherapeuten erhältlich).**
- **empfohlen bei starkem Fussschweiss in einem warmen Fussbad (3 - 4 Tropfen auf 2 EL Meersalz).**
- **auch geeignet in einer Saunamischung, um die entschlackende Wirkung zu unterstützen.**

Anwendungs-
einschränkungen   :

- **Fichtennadelöl kann bei empfindlicher Haut und zu hoher Dosierung Reizungen verursachen !**

Geranium

(Pelargonium odoratissimum)

Pflanzenfamilie	:	**Storchschnabelgewächse**
Herkunft/Kultivierung	:	**Aegypten, Reunion, Madagaskar, Marokko,**
Verwendeter Pflanzenteil:		**Kraut**
Gewinnung durch	:	**Wasserdampf - Destillation (ergibt das ätherische Oel)**
Notwendige Pflanzen- menge für 1 l Oel	:	**500 - 1000 kg**
Duftbeschreibung	:	**intensiver, rosenähnlicher, zarter Duft**
Duftintensität	:	**stark**
Verdunstungszeit	:	**mittel**
Duftnote	:	**Herznote; verbindend in Mischungen**
Duftlampen-Dosierung	:	**2 - 3 Tropfen**

Wirkungstendenz/
Anwendungsgebiete   :

- **Geraniumöl weist im emotionalen Bereich eine ausgleichende und stabilisierende Wirkung auf, besonders bei Unsicherheit und nervöser Ruhelosigkeit.**
- **wirkt auch ausgleichend auf die Talgproduktion der Haut; sowohl für die allgemeine Pflege als auch für die trockene, fette und entzündete Haut geeignet (Duftbad, Körperöl und Gesichtscreme).**
- **einsetzbar als Heilöl bei Pickeln und Mitessern.**
- **kann in der Duftlampe angewendet werden, um unerwünschte Insekten fernzuhalten.**
- **ein Duft der in einer Mischung mit Rosenöl sehr gut harmoniert.**

Anwendungs-
einschränkungen   :

- **bei äusserlicher Anwendung sind bis heute keine Kontraindikationen bekannt.**

Gewürznelke

(Eugenia caryophyllata)

Pflanzenfamilie	:	**Myrtengewächse**
Herkunft/Kultivierung	:	**Madagaskar, Sri Lanka, Reunion, Sanisbar**
Verwendeter Pflanzenteil:		**1.) getrocknete Blütenknospen 2.) Blätter**
Gewinnung durch	:	**Wasserdampf - Destillation (ergibt das ätherische Oel)**
Notwendige Pflanzen-menge für 1 l Oel	:	**8 - 12 kg (= Jahresertrag eines Baumes)**
Duftbeschreibung	:	**warmer, würzig-süsser, typischer Nelkenduft; wobei das Blütenöl voller und ausgeprägter riecht als das Blattöl**
Duftintensität	:	**hoch**
Verdunstungszeit	:	**lang**
Duftnote	:	**Herz- bis Fussnote je nach Mischung**
Duftlampen-Dosierung	:	**1 - 2 Tropfen**

Wirkungstendenz/ Anwendungsgebiete	:	**- Ein warmer Duft, der sanft aktiviert und anregt; zudem wirkt er aufbauend und stärkend bei kör-perlichen und geistigen Schwächezuständen.**
		- Nelkenöl gilt als guter Luftreiniger (Duftlampe); neutralisiert schlechte Gerüche und wirkt zudem stark desinfizierend.
		- letztere Wirkung wird auch zur Behandlung von schlecht heilenden, eitrigen Wunden und von In-sektenstichen ausgenützt.
		- Nelkenöl hält lästige Insekten fern (Duftlampe)
		- altbekannte, schmerzlindernde Wirkung bei Zahn-schmerzen (ein mit Nelkenöl getränkter Watte-bausch auf den schmerzenden Zahn legen).
Anwendungs-einschränkungen	:	**- Nelkenöl wirkt stark hautreizend !**
		- nicht während der Schwangerschaft anwenden !

Grapefruit

(Citrus paradisi)

Pflanzenfamilie	:	**Rautengewächse**
Herkunft/Kultivierung	:	**Israel, USA**
Verwendeter Pflanzenteil:		**Fruchtschale**
Gewinnung durch	:	**Auspressung (Expression)** **(ergibt die Essenz)**
Notwendige Pflanzen- menge für 1 l Essenz	:	**500 - 1000 kg**
Duftbeschreibung	:	**heller, frischer, typischer, leicht bitterer Duft**
Duftintensität	:	**gering**
Verdunstungszeit	:	**kurz**
Duftnote	:	**Kopfnote in Mischungen**
Duftlampen-Dosierung	:	**5 - 6 Tropfen**

Wirkungstendenz/
Anwendungsgebiete : - **Grapefruit-Essenz vermittelt Sonnenlicht, Frische Leichtigkeit. Ein lebensbejahender, stimmungser- hellender Duft.**
- **Eine Essenz, die mit vielen andern Düften kombi- nierbar und deshalb auch in vielen Mischungen enthalten ist.**
- **schafft in der Duftlampe angewendet eine positive, erfrischende Wohnraumatmosphäre.**
- **wegen ihrer durchblutungsfördernden Eigenschaf- ten ist Grapefruit-Essenz oft Bestandteil von Sport- massageölen.**
- **wird empfohlen in aromakosmetischen Pflegepro- dukten bei fetter und unreiner Haut.**

Anwendungs-
einschränkungen : - **Phototoxisch ! Kann bei Anwendung auf der Haut bei UV-Einstrahlung (Sonne, Solarium) Verbren- nungen verursachen.**

Honigwachs

Pflanzenfamilie	:	**Honigwabe der Apis mellefica**
Herkunft/Kultivierung	:	**Frankreich**
Verwendeter Pflanzenteil:		**gefüllte Honigwabe**
Gewinnung durch	:	**Extraktion mit Alkohol (ergibt das Absolue)**
Notwendige Pflanzen-menge für 1 l Absolue	:	**stark abhängig vom Rohmaterial**
Duftbeschreibung	:	**warm-süsser, balsamischer Honigduft**
Duftintensität	:	**stark**
Verdunstungszeit	:	**lang**
Duftnote	:	**Fussnote ; verbindend/fixierend in Mischungen**
Duftlampen-Dosierung	:	**1 - 2 Tropfen**
Wirkungstendenz/Anwendungsgebiete	:	**- Honigwachs Absolue ist ein typischer Vertreter der beruhigenden und entspannenden Düfte.**
		- Besonders angezeigt bei emotionaler Uebererregt-heit wie Wut, Nervosität, Ruhelosigkeit; vermittelt uns ein Gefühl der Sicherheit und Geborgenheit.
		- als balsamischer, warmer Duft passt Honigwachs sehr gut in sinnliche Mischungen, sowohl für die Duftlampe als auch für Badeöle, Massageöle usw.
		- in hautpflegenden Produkten besonders für die empfindliche Haut geeignet.
		- neben Vanille und Mandarine gehört Honigwachs zu den Lieblingsdüften der Kinder. Wegen seiner Sanftheit auch für ein Kinderbadeöl zu empfehlen.
Anwendungs-einschränkungen	:	**- bei äusserlicher Anwendung sind bis heute keine Kontraindikationen bekannt.**

Hyazinthe

(Hyacinthus orientalis)

Pflanzenfamilie	:	**Liliengewächse**
Herkunft/Kultivierung	:	**Frankreich, Niederlande**
Verwendeter Pflanzenteil:		**Blüte**
Gewinnung durch	:	**Extraktion mit Lösungsmitteln (ergibt das Absolue)**
Notwendige Pflanzen- menge für 1 l Absolue	:	**5000 - 10000 kg je nach Blüten - Qualität**
Duftbeschreibung	:	**sehr intensiver, üppig-süsser, betörender Blütenduft**
Duftintensität	:	**stark**
Verdunstungszeit	:	**lang**
Duftnote	:	**Herznote; verbindend in Mischungen**
Duftlampen-Dosierung	:	**max. 1 Tropfen**
Wirkungstendenz/ Anwendungsgebiete	:	**- Hyazinthe ist ein sehr teurer, wertvoller Duft mit besonders hoher Intensität und Strahlkraft.** **- für Duftkompositionen ist das Absolue der Hya- zinthe sehr gering zu dosieren (1/2 bis 1 Tropfen).** **- gilt als erotisch-aphrodisischer Duft für sinnliche Stunden, ob im Massageöl für die Partnermassage, in einer exklusiven Duftbadkomposition, in der Duftlampe für's Schlafzimmer oder gar als blumig grüne Herznote im selbstkreierten Parfum.**
Anwendungs- einschränkungen	:	**- bei äusserlicher Anwendung sind bis heute keine Kontraindikationen bekannt.**

Immortelle

(Helichrysum angustifolium)

Pflanzenfamilie	:	**Korbblütler**
Herkunft/Kultivierung	:	**Mittelmeergebiet**
Verwendeter Pflanzenteil:		**blühendes Kraut**
Gewinnung durch	:	**Wasserdampf - Destillation (ätherisches Oel); für die Parfumindustrie wird durch Extraktion auch das Absolue hergestellt**
Notwendige Pflanzen-menge für 1 l Oel	:	**1000 - 1400 kg**
Duftbeschreibung	:	**von honigartig-süss über holzig, würzig-warm bis erdig-tief; ein schillernder Duft, der sich immer wieder von einer anderen Seite zeigt.**
Duftintensität	:	**stark**
Verdunstungszeit	:	**sehr lang**
Duftnote	:	**Fussnote; fixierend in Mischungen**
Duftlampen-Dosierung	:	**1 - 2 Tropfen**
Wirkungstendenz/ Anwendungsgebiete	:	**- Immortelle wird als stark psychisch wirkendes Oel beschrieben, das in den Tiefen der Seele wirkt.** **- ein Duft, der besonders in Zeiten von sich ändern-den Lebenssituationen Entscheidungsfreudigkeit und Willensstärke unterstützt.** **- seine stark antiseptischen und entzündungshem-menden Eigenschaften haben sich in Hautpflege-produkten zur Behandlung von unreiner und ent-zündeter Haut bewährt (Cremes, Masken etc.).** **- zur Pflege eines Sonnenbrands geeignet, wirkt kühlend und desinfizierend zusammen mit La-vendel (5 Tr. Immortelle + 15 Tr. Lavendel auf 50 ml Johanniskrautöl/Jojobaöl 1:1).**
Anwendungs-einschränkungen	:	**- bei äusserlicher Anwendung sind bis heute keine Kontraindikationen bekannt.**

Ingwer

(Zingiberis officinalis)

Pflanzenfamilie	:	**Ingwergewächse**
Herkunft/Kultivierung	:	**Indien, Sri Lanka, China, Japan**
Verwendeter Pflanzenteil:		**getrocknete, gemahlene Wurzel**
Gewinnung durch	:	**Wasserdampf - Destillation (ergibt das ätherische Oel)**
Notwendige Pflanzen-menge für 1 l Oel	:	**20 - 30 kg**
Duftbeschreibung	:	**würzig-warmer, leicht scharfer Ingwerduft**
Duftintensität	:	**gering**
Verdunstungszeit	:	**mittel**
Duftnote	:	**Herznote; verbindend bis fixierend in Mischungen**
Duftlampen-Dosierung	:	**2 - 3 Tropfen**

Wirkungstendenz/ Anwendungsgebiete	:	**- Ingweröl ist ein sanfter, wärmender Duft mit hoher Schwingung und intensiver Ausstrahlung.** **- durch seine stark antiseptischen Eigenschaften geeignet zum Vorbeugen gegen Erkältungskrankheiten (Duftlampe).** **- nach Valnet hilfreich bei rheumatischen Schmerzen (Rezeptur beim Aromatherapeuten erhältlich).** **- wird in Naturparfums als aphrodisischer Nuanceur eingesetzt.** **- kann in der Aromaküche zum Kochen und Backen in einer Oel/Oel-Verdünnung (10 Tropfen Ingweröl auf 100 ml Speiseöl) als Würzmittel speziell für die asiatische Küche verwendet werden.** **- regt den Appetit an, fördert die Verdauung und vermindert Blähungen.**
Anwendungs-einschränkungen	:	**- Ingweröl kann bei empfindlicher Haut und zu hoher Dosierung Reizungen verursachen !**

Jasmin

(Jasminum grandiflorum)

Pflanzenfamilie	:	**Oelbaumgewächse**
Herkunft/Kultivierung	:	**Südfrankreich, Algerien, Marokko, Aegypten**
Verwendeter Pflanzenteil:		**Blüten**
Gewinnung durch	:	**Extraktion mit Lösungsmitteln (ergibt das Absolue)**
Notwendige Pflanzen-menge für 1 l Absolue	:	**ca. 1000 kg**
Duftbeschreibung	:	**betörender, blumig-süsser Duft mit starker Ausstrahlung**
Duftintensität	:	**stark**
Verdunstungszeit	:	**lang**
Duftnote	:	**Herznote; verbindend in Mischungen**
Duftlampen-Dosierung	:	**max. 1 Tropfen**

Wirkungstendenz/Anwendungsgebiete	:	**- Jasmin absolue ist einer der intensivsten Blütendüfte, den es gibt. Sehr ergiebig, deshalb für alle Anwendungen gering dosieren !**
		- ein euphorisierender Duft, der Aussichtslosigkeit in Optimismus umwandeln und emotionale Blockaden im Bereich zwischenmenschlicher Beziehungen (Sexualität, Gesprächsbereitschaft) lösen kann.
		- verkörpert Sinnlichkeit und Erotik, wird oft als aphrodisische Herznote in Parfums eingesetzt.
		- vorzüglich geeignet auch für sinnliche Bade- und Massageöle sowie exklusive Gesichtscremen.
		- allgemein hautpflegend, feuchtigkeitsspendend und tonisierend; besonders wertvoll für die empfindliche, trockene und alternde Haut.
Anwendungs-einschränkungen	:	**- nicht anwenden während der Schwangerschaft !**

Kamille blau

(Matricaria chamomilla)

Pflanzenfamilie	:	**Korbblütler**
Herkunft/Kultivierung	:	**Aegypten, Mittel- und Osteuropa**
Verwendeter Pflanzenteil:		**Kraut**
Gewinnung durch	:	**Wasserdampf - Destillation (ergibt das ätherische Oel)**
Notwendige Pflanzen-menge für 1 l Oel	:	**300 - 500 kg**
Duftbeschreibung	:	**krautig-süsser, typischer Duft mit hoher Strahl-kraft**
Duftintensität	:	**stark**
Verdunstungszeit	:	**lang**
Duftnote	:	**Fussnote; fixierend in Mischungen**
Duftlampen-Dosierung	:	**1 Tropfen**

Wirkungstendenz/
Anwendungsgebiete   :

- **Kamillenöl ist ein hilfreicher Duft bei Aerger, Miss-mut, Unzufriedenheit und Ungeduld. Hilft auch bei Einschlafschwierigkeiten.**
- **seine Sanftheit und Ausgewogenheit stimmen aus-geglichen und lassen uns gelassen in die Zukunft blicken.**
- **ein wertvolles Oel für die Haut; wirkt beruhigend und entzündungshemmend; hilfreich in aroma-kosmetischen Zubereitungen für die gereizte (Son-nenbrand), die trockene und die empfindliche Haut.**
- **lindernd auf warmen Kompressen bei krampfarti-gen Verdauungs- und Menstruationsbeschwerden.**
- **das ätherische Oel der Kamille ist sehr mild, des-halb auch gut geeignet für Kindermischungen.**

Anwendungs-
einschränkungen   :

- **bei äusserlicher Anwendung sind bis heute keine Kontraindikationen bekannt.**

Kamille römisch

(Anthemis nobilis)

Pflanzenfamilie	:	**Korbblütler**
Herkunft/Kultivierung	:	**Frankreich, Italien, Ungarn, Bulgarien**
Verwendeter Pflanzenteil:		**Kraut**
Gewinnung durch	:	**Wasserdampf - Destillation (ergibt das ätherische Oel)**
Notwendige Pflanzen-menge für 1 l Oel	:	**80 - 100 kg**
Duftbeschreibung	:	**erfrischender, intensiver, fruchtig-süsser Duft**
Duftintensität	:	**stark**
Verdunstungszeit	:	**mittel**
Duftnote	:	**Herznote; verbindend in Mischungen**
Duftlampen-Dosierung	:	**1 Tropfen**

Wirkungstendenz/ Anwendungsgebiete	:	- **Das ätherische Oel der römischen Kamille weist trotz seiner hohen Strahlkraft einen besänftigen-den und ausgleichenden Charakter auf.**
		- **die Kamillenatmosphäre ist besonders bei Aerger, Zorn, nervöser Aufregung und Launenhaftigkeit gefragt (Duftlampe oder Bad), weil sie uns inner-lich ausgleicht und so die richtigen Relationen wie-derfinden lässt.**
		- **für entspannend wirkende Bade- und Massage-öle gegen Verkrampfungen und Verspannungen.**
		- **lindert in warmen Kompressen aufgelegt krampf-artige Verdauungs- und Menstruationsbeschwer-den.**
		- **fiebersenkend und schweisstreibend bei Grippe.**
Anwendungs-einschränkungen	:	- **bei äusserlicher Anwendung sind bis heute keine Kontraindikationen bekannt.**

Kardamom

(Elettaria cardamomum)

Pflanzenfamilie : **Ingwergewächse**

Herkunft/Kultivierung : **Indien, Sri Lanka, Guatemala**

Verwendeter Pflanzenteil: **Samen**

Gewinnung durch : **Wasserdampf - Destillation (ergibt das ätherische Oel)**

Notwendige Pflanzen-
menge für 1 l Oel : **40 - 80 kg**

Duftbeschreibung : **würzig-warmer, aromatischer Duft mit frischen Untertönen**

Duftintensität : **mittel**
Verdunstungszeit : **mittel**
Duftnote : **Herznote; verbindend in Mischungen**

Duftlampen-Dosierung : **2 - 3 Tropfen**

Wirkungstendenz/
Anwendungsgebiete : **- Kardamomöl ist ein Duft mit hohem Energiepotential und verleiht bei allgemeiner Antriebsschwäche, Lustlosigkeit etc. neuen Schwung.**
- passt mit seinem warm-würzigen Duft ganz speziell in die kalte Jahreszeit.
- Kardamom ist bekannt als Gewürz vor allem für Kuchen und andere Gebäcke. Mit dem Kardamom-Oel kann ein feines Gewürzöl hergestellt werden (10 Tropfen Kardamom-Oel auf 100 ml Speiseöl).
- kann in geringer Dosierung (1 - 2 Tropfen) als erfrischende und anregende Komponente in einer Duftbadmischung eingesetzt werden.

Anwendungs-
einschränkungen : **- Kardamomöl kann bei empfindlicher Haut und zu zu hoher Dosierung Reizungen verursachen !**

Karottensamen

(Daucas carota)

Pflanzenfamilie	:	**Doldenblütler**
Herkunft/Kultivierung	:	**Frankreich, Ungarn, Marokko**
Verwendeter Pflanzenteil:		**zerkleinerte Samen**
Gewinnung durch	:	**Wasserdampf - Destillation (ergibt das ätherische Oel)**
Notwendige Pflanzen-menge für 1 l Oel	:	**70 - 100 kg**
Duftbeschreibung	:	**warmer, waldig-erdiger Duft**
Duftintensität	:	**mittel**
Verdunstungszeit	:	**mittel**
Duftnote	:	**Herznote; verbindend in Mischungen**
Duftlampen-Dosierung	:	**nicht für die Duftlampe empfohlen**
Wirkungstendenz/Anwendungsgebiete	:	**- Karottensamenöl ist aufgrund seiner Inhaltsstoffe (Carotin) sehr wertvoll für die Haut.**
		- besonders für die trockene und alternde Haut geeignet.
		- wirkt in Pflegeprodukten hautnährend, revitalisierend, straffend und zellerneuernd.
		- wird auch bei rauher, rissiger Haut (Handcremes) und spröden Lippen (Lippenbalsam) empfohlen.
		- vermindert im Sonnenöl die Lichtempfindlichkeit der Haut und beschleunigt so die Bräunung.
Anwendungs-einschränkungen	:	**- bei äusserlicher Anwendung sind bis heute keine Kontraindikationen bekannt.**

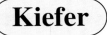

Kiefer

(Pinus sylvestris)

Pflanzenfamilie	:	**Kieferngewächse**
Herkunft/Kultivierung	:	**Alpenländer**
Verwendeter Pflanzenteil:		**frische Nadeln und Zweigspitzen**
Gewinnung durch	:	**Wasserdampf - Destillation (ergibt das ätherische Oel)**
Notwendige Pflanzen-menge für 1 l Oel	:	**100 - 200 kg**
Duftbeschreibung	:	**typischer, waldig-frischer Kiefernduft**
Duftintensität	:	**gering**
Verdunstungszeit	:	**kurz**
Duftnote	:	**Kopfnote in Mischungen**
Duftlampen-Dosierung	:	**5 - 6 Tropfen**

Wirkungstendenz/
Anwendungsgebiete   :

- **Der waldig-grüne Duft des Kiefernadelöles wirkt erfrischend und belebend.**
- **wird empfohlen als Luftreiniger in der Duftlampe oder auf dem Duftstein.**
- **ein Inhalier-Oel für die Schnupfenzeit, stärkt die körpereigenen Abwehrkräfte und wirkt schleim-lösend.**
- **unterstützt die entgiftende Wirkung in der Sauna.**
- **wegen seiner anregenden und durchblutungsför-dernden Eigenschaften wird es häufig in Badeöl-Mischungen eingesetzt.**
- **besitzt aufgrund seiner biochemischen Zusammen-setzung (Terpene) keine hautpflegenden Eigen-schaften.**

Anwendungs-
einschränkungen   :

- **bei äusserlicher Anwendung sind bis heute keine Kontraindikationen bekannt.**

Koriander

(Coriandrum sativum)

Pflanzenfamilie	:	**Doldenblütler**
Herkunft/Kultivierung	:	**Frankreich, Italien, Indien, Russland, Marokko**
Verwendeter Pflanzenteil:		**getrocknete Früchte (Samen)**
Gewinnung durch	:	**Wasserdampf - Destillation (ergibt das ätherische Oel)**
Notwendige Pflanzen-menge für 1 l Oel	:	**100 - 120 kg**
Duftbeschreibung	:	**würzig-warmer, intensiv-aromatischer Duft**
Duftintensität	:	**stark**
Verdunstungszeit	:	**mittel**
Duftnote	:	**Herz- bis Fussnote in Mischungen**
Duftlampen-Dosierung	:	**2 - 3 Tropfen**

Wirkungstendenz/ Anwendungsgebiete :

- **Korianderöl ist ein Duft mit hoher energetischer Schwingung; regt auf sanfte Weise an und schenkt uns Geborgenheit und Wärme.**
- **riecht in konzentrierter Form unangenehm; erst in starker Verdünnung entwickelt es seinen harmonischen Charakter.**
- **wird in ganz geringen Mengen sinnlich-erotischen Duftkompositionen für Massageöle, Duftbäder und Parfums zugefügt.**
- **passt gut zu Bergamotte, Geranie, Jasmin, Neroli, Sandelholz, Rose, Rosenholz,**
- **Koriander findet als Gewürz in zahlreichen Likören und Marinaden Verwendung. Wird auch zur Fleischkonservierung eingesetzt.**

Anwendungs-einschränkungen :

- **bei äusserlicher Anwendung sind bis heute keine Kontraindikationen bekannt.**

Krauseminze

(Mentha longifolia var. crispa)

Pflanzenfamilie	:	**Lippenblütler**
Herkunft/Kultivierung	:	**Aegypten, China, Brasilien**
Verwendeter Pflanzenteil:		**blütentragendes Kraut**
Gewinnung durch	:	**Wasserdampf - Destillation (ergibt das ätherische Oel)**
Notwendige Pflanzen- menge für 1 l Oel	:	**ca. 200 kg**
Duftbeschreibung	:	**minzig-frischer, süsser, krautig-grüner Duft**
Duftintensität	:	**mittel**
Verdunstungszeit	:	**kurz**
Duftnote	:	**Kopfnote in Mischungen**
Duftlampen-Dosierung	:	**3 - 4 Tropfen**

Wirkungstendenz/
Anwendungsgebiete :

- **Krauseminzenöl wirkt durch seine Frische belebend und aktivierend, besonders bei Antriebslosigkeit und fehlender Energie.**
- **im Vergleich zur Pfefferminze riecht Krauseminze weniger "spitzig", sie ist sanfter und abgerundeter Ebenso fehlt der kühlende Effekt auf der Haut, der beim Pfefferminzöl durch das enthaltene Menthol hervorgerufen wird.**
- **fördert wie kaum ein anderer Duft klares Denken und Konzentrationsfähigkeit, daher sehr gut geeignet im Büro, im Auto, im Sitzungszimmer etc.**
- **wirkt auf die Haut, reinigend, entzündungshemmend (fette, unreine Haut), tonisierend und durchblutungsfördernd (Sportmassageöl).**

Anwendungs-
einschränkungen :

- **Krauseminzöl kann bei empfindlicher Haut und Ueberdosierung zu Reizungen führen !**

Lavendel

(Lavandula angustifolia)

Pflanzenfamilie	:	**Lippenblütler**
Herkunft/Kultivierung	:	**Frankreich, Spanien, Italien, Portugal**
Verwendeter Pflanzenteil:		**Blütenrispen**
Gewinnung durch	:	**Wasserdampf - Destillation (ergibt das ätherische Oel)**
Notwendige Pflanzen-menge für 1 l Oel	:	**120 - 150 kg**
Duftbeschreibung	:	**abgerundeter, süss-balsamischer, typischer Duft**
Duftintensität	:	**mittel**
Verdunstungszeit	:	**mittel**
Duftnote	:	**Herznote; verbindend in Mischungen**
Duftlampen-Dosierung	:	**2 - 3 Tropfen**

Wirkungstendenz/ :
Anwendungsgebiete

- **Lavendel ist eines der meistverwendeten und wert-vollsten ätherischen Oele; vielseitig einsetzbar.**
- **Lavendelöl besitzt einen ausgleichenden und be-ruhigenden Charakter und wird deshalb empfoh-fohlen bei starken Gemütsschwankungen, Stress, Anspannung, Reizbarkeit und Aerger.**
- **Bestandteil vieler Duftkompositionen zum Ein-schlafen neben Melisse, Kamille blau und Neroli.**
- **in der Aromakosmetik für die Pflege sämtlicher Hauttypen, insbesondere der trockenen Haut.**
- **hilfreich bei Kopfschmerzen (kalte Kompresse mit 3 Tropfen Lavendel auf die Stirn legen).**
- **beruhigt die gerötete Haut eines Sonnenbrandes (Rezept siehe unter Immortelle).**
- **wirkt, pur aufgetragen, schmerzlindernd bei In-sektenstichen.**

Anwendungs-einschränkungen :

- **bei äusserlicher Anwendung sind bis heute keine Kontraindikationen bekannt.**

Lemongrass

(Cymbopogon citratus)

Pflanzenfamilie	:	**Süssgräser**
Herkunft/Kultivierung	:	**Aegypten, Indien, Sri Lanka, Madagaskar**
Verwendeter Pflanzenteil:		**Gras**
Gewinnung durch	:	**Wasserdampf - Destillation (ergibt das ätherische Oel)**
Notwendige Pflanzenmenge für 1 l Oel	:	**50 - 100 kg**
Duftbeschreibung	:	**erfrischender, krautiger, zitronenartiger Duft**
Duftintensität	:	**mittel**
Verdunstungszeit	:	**kurz**
Duftnote	:	**Kopfnote in Mischungen**
Duftlampen-Dosierung	:	**3 - 4 Tropfen**

Wirkungstendenz/
Anwendungsgebiete   :

- **Lemongrassöl ist ein erfrischender, belebender Duft mit kraftvoller, sonniger Ausstrahlung.**
- **<u>der</u> Duft für Morgenmuffel (einige Tropfen in die Duftlampe, auf den Duftstein oder ins Duschgel).**
- **empfehlenswert für Orte, wo Konzentration und Klarheit gefragt sind, z.B. im Sitzungszimmer, für lange Autofahrten, am Arbeitsplatz etc.**
- **kann in der Duftlampe für die desinfizierende Raumerfrischung und zur Vertreibung unerwünschter Insekten eingesetzt werden.**
- **hautstraffende und tonisierende Wirkung in Bade- und Massageölen besonders bei schwachem Bindegewebe.**
- **wohltuend im Fussbad bei müden Füssen und bei starkem Fussschweiss.**

Anwendungseinschränkungen   :

- **Lemongrassöl kann bei empfindlicher Haut und Ueberdosierung zu Reizungen führen !**

Limette

(Citrus aurantifolia)

Pflanzenfamilie	:	**Rautengewächse**
Herkunft/Kultivierung	:	**Mexico, Italien, Brasilien, Tahiti**
Verwendeter Pflanzenteil:		**Fruchtschale**
Gewinnung durch	:	**- Wasserdampf - Destillation aus den gemahlenen Fruchtschalen (ergibt das ätherische Oel)** **- Auspressen der reifen Fruchtschalen (ergibt die Essenz)**
Notwendige Pflanzen-menge für 1 l Essenz	:	**50 - 100 kg**
Duftbeschreibung	:	**intensiver, spritzig-grüner, herb-süsser Zitronenduft**
Duftintensität	:	**mittel**
Verdunstungszeit	:	**kurz**
Duftnote	:	**Kopfnote in Mischungen**
Duftlampen-Dosierung	:	**4 - 5 Tropfen**
Wirkungstendenz/ Anwendungsgebiete	:	**- Limette-Essenz aktiviert, erheitert und erfrischt bei allgemeiner Müdigkeit und Lustlosigkeit.** **- erhellt unsere Stimmung und erhöht die Konzentrationsfähigkeit.** **- ist in vielen Parfums als spritzige Kopfnote enthalten (gemischt mit sinnlich-balsamischen Düften wie Benzoe, Honig, Sandelholz, Tabak, Tonka, Vanille und Ylang-Ylang).** **- hautstraffend, besonders angezeigt bei Bindegewebsschwäche; Anwendung sowohl in Körper- und Massageölen als auch im Duschgel.** **- in der Aromaküche passt Limette-Essenz vorzüglich zum Aromatisieren von köstlichen Desserts.**
Anwendungs-einschränkungen	:	**- Phototoxisch ! Kann bei Anwendung auf der Haut unter UV-Einstrahlung (Sonne, Solarium) zu Verbrennungen führen.**

Lorbeer

(Laurus nobilis)

Pflanzenfamilie	:	**Lorbeergewächse**
Herkunft/Kultivierung	:	**gesamter Mittelmeerraum**
Verwendeter Pflanzenteil:		**Blätter**
Gewinnung durch	:	**Wasserdampf - Destillation (ergibt das ätherische Oel)**
Notwendige Pflanzen-menge für 1 l Oel	:	**60 - 80 kg**
Duftbeschreibung	:	**frischer, süss-würziger, eigenartiger Duft**
Duftintensität	:	**mittel**
Verdunstungszeit	:	**mittel**
Duftnote	:	**Herznote**
Duftlampen-Dosierung	:	**2 - 3 Tropfen**
Wirkungstendenz/Anwendungsgebiete	:	**- Lorbeeröl ist ein in der Literatur wenig beschriebener Duft.** **- wird in der Parfumerie als Gewürznote für maskuline Herrennoten eingesetzt.** **- findet auch Verwendung in der Aromaküche als Gewürzöl für köstliche Marinaden (Verdünnung beachten ! 10 Tropfen Lorbeeröl auf 100 ml Speiseöl).**
Anwendungs-einschränkungen	:	**- Lorbeeröl kann bei empfindlicher Haut und zu hoher Dosierung zu Reizungen führen und!**

Majoran

(Origanum majorana)

Pflanzenfamilie	:	**Lippenblütler**
Herkunft/Kultivierung	:	**Frankreich, Ungarn, Aegypten**
Verwendeter Pflanzenteil:		**blühendes Kraut**
Gewinnung durch	:	**Wasserdampf - Destillation (ergibt das ätherische Oel)**
Notwendige Pflanzen- menge für 1 l Oel	:	**bis 200 kg**
Duftbeschreibung	:	**aromatischer, warm-würziger Duft**
Duftintensität	:	**mittel**
Verdunstungszeit	:	**mittel**
Duftnote	:	**Herznote**
Duftlampen-Dosierung	:	**2 - 3 Tropfen**

Wirkungstendenz/ Anwendungsgebiete :

- **Majoranöl ist ein wertvoller Duft im psychischen Bereich. Sein Einsatz als entspannendes und beruhigendes Oel ist besonders angezeigt bei seelischer Instabilität, Ruhelosigkeit, Einschlafschwierigkeiten etc.**
- **wird in der Literatur zudem als blutdrucksenkend und antiaphrodisisch (die sexuelle Lust dämpfend) beschrieben.**
- **hilfreich in Massageölen bei Muskelkrämpfen, Muskelverspannungen und Muskelkater.**
- **wirkt auf warmen Kompressen angewendet Blähungen und ähnlichen Verdauungsbeschwerden entgegen.**

Anwendungs- einschränkungen :

- **bei äusserlicher Anwendung sind bis heute keine Kontraindikationen bekannt.**

Mandarine

(Citrus reticulata)

Pflanzenfamilie	:	**Rautengewächse**
Herkunft/Kultivierung	:	**Italien, Frankreich, Spanien, Brasilien**
Verwendeter Pflanzenteil:		**Fruchtschale**
Gewinnung durch	:	**Auspressung (Expression; ergibt die Essenz)**
Notwendige Pflanzen- menge für 1 l Essenz	:	**100 - 150 kg**
Duftbeschreibung	:	**fruchtig-warmer, typischer Duft**
Duftintensität	:	**mittel**
Verdunstungszeit	:	**kurz**
Duftnote	:	**Kopfnote in Mischungen**
Duftlampen-Dosierung	:	**5 - 6 Tropfen**

Wirkungstendenz/ Anwendungsgebiete :

- **Mandarine-Essenz ist einer der bekanntesten und beliebtesten Düfte. Sie wirkt besonders in gefühls- mässigen Krisenzeiten erheiternd, wärmend, auf- bauend und unterstützend.**
- **seine warme und freundliche Ausstrahlung ist bei vielen Anwendungen gefragt. Insbesondere Kinder mögen diesen Duft sehr (Duftlampe).**
- **gut kombinierbar mit balsamisch-warmen Düften wie Benzoe, Honig, Sandelholz, Tonka und Vanille.**
- **empfohlen für entspannende Badeöle oder muskel- entkrampfende Massageöle.**
- **in der Aromaküche wird Mandarine-Essenz zum Aromatisieren von Süssspeisen wie Glace, Cremes, Kuchen usw. eingesetzt.**

Anwendungs- einschränkungen :

- **Phototoxisch ! Kann bei Anwendung auf der Haut unter UV-Einstrahlung (Sonne, Solarium) zu Ver- brennungen führen.**

Melisse

(Melissa officinalis)

Pflanzenfamilie	:	**Lippenblütler**
Herkunft/Kultivierung	:	**Frankreich, Spanien**
Verwendeter Pflanzenteil:		**blühendes Kraut**
Gewinnung durch	:	**Wasserdampf - Destillation (ergibt das ätherische Oel)**
Notwendige Pflanzen- menge für 1 l Oel	:	**bis 7000 kg (sehr geringer Oelgehalt in der Pflanze)**
Duftbeschreibung	:	**herb-süsser, zitronenartiger Duft mit kraftvoller Ausstrahlung**
Duftintensität	:	**stark**
Verdunstungszeit	:	**mittel**
Duftnote	:	**Herznote; verbindend in Mischungen**
Duftlampen-Dosierung	:	**max. 1 Tropfen**

Wirkungstendenz/ Anwendungsgebiete :

- **Aufgrund des geringen Gehalts an ätherischem Oel im Melissenkraut (0,1 - 0,01 %) ist dieser Duft sehr teuer (10 ml kosten bis zu Fr. 300.-) und wird deshalb oft verdünnt mit Citronelle oder Lemongrass.**
- **echtes Melissenöl wirkt sehr intensiv auf der Gefühlsebene. Seine beruhigende und antidepressive Wirkung ist besonders angezeigt bei Melancholie, Traurigkeit, nervöser Anspannung, Stress, Aerger und Einschlafschwierigkeiten.**
- **hilfreich auf einer warmen Kompresse bei krampfartigen Menstruationsbeschwerden.**
- **kann in verdünnter Form in Gesichtsmasken und cremes bei fetter, unreiner Haut eingesetzt werden.**

Anwendungs- einschränkungen :

- **Melissenöl kann bei empfindlicher Haut und zu hoher Dosierung zu Reizungen führen !**

Mimose

(Acacia dealbata)

Pflanzenfamilie	:	**Mimosengewächse**
Herkunft/Kultivierung	:	**Frankreich, Italien**
Verwendeter Pflanzenteil:		**Blüte**
Gewinnung durch	:	**Extraktion mit Lösungsmittel (ergibt das Absolue)**
Notwendige Pflanzen- menge für 1 l Absolue	:	**300 - 500 kg**
Duftbeschreibung	:	**sanfter, süsser, leicht grüner Blütenduft**
Duftintensität	:	**mittel**
Verdunstungszeit	:	**lang**
Duftnote	:	**Herznote, charakterbildend in Mischungen**
Duftlampen-Dosierung	:	**1 Tropfen**

Wirkungstendenz/ Anwendungsgebiete	:	**- Mimose absolue vermittelt mit seinem warmen, heiteren Blütenduft Geborgenheit und Vertrauen.** **- wird in exklusiven Kompositionen zur Körperpflege verwendet, z.B. in edlen Gesichtscremen, sinnlichen Massage- oder Badeölen.** **- spendet der Haut Feuchtigkeit und verleiht ihr Geschmeidigkeit und Spannkraft. Kann gering dosiert auch in einer Gesichtsmaske eingesetzt werden.**
Anwendungs- einschränkungen	:	**- bei äusserlicher Anwendung sind bis heute keine Kontraindikationen bekannt.**

Minze grün

(Mentha spicata)

Pflanzenfamilie	:	**Lippenblütler**
Herkunft/Kultivierung	:	**Marokko**
Verwendeter Pflanzenteil:		**Kraut**
Gewinnung durch	:	**Wasserdampf - Destillation (ergibt das ätherische Oel)**
Notwendige Pflanzen-menge für 1 l Oel	:	**ca. 200 kg**
Duftbeschreibung	:	**erfrischender, anregender, minzig-klarer Duft**
Duftintensität	:	**stark**
Verdunstungszeit	:	**kurz**
Duftnote	:	**Kopfnote in Mischungen**
Duftlampen-Dosierung	:	**3 - 4 Tropfen**

Wirkungstendenz/
Anwendungsgebiete   :

- **das grüne Minzenöl wirkt durch seine angenehme Frische belebend und aktivierend, besonders bei fehlender Unternehmungslust, Energielosigkeit und Mattheit.**
- **weist im Charakter eine gewisse Aehnlichkeit mit dem Krauseminzöl auf, riecht jedoch etwas weniger krautig. Erinnert an Spearmint-Kaugummis.**
- **ebenso fehlt der kühlende Effekt auf der Haut, wie wir dies bei der Pfefferminze feststellen können.**
- **trotzdem ist sein abgerundeter, frischer Duft überall dort angezeigt, wo klares Denken und Konzentrationsfähigkeit gefordert sind (Prüfungen etc.) oder wo sich bereits geistige Müdigkeit breit macht.**
- **kann auch in durchblutungsfördernden Sportmassageölen eingesetzt werden.**

Anwendungs-
einschränkungen   :

- **grünes Minzöl kann bei empfindlicher Haut und zu hoher Dosierung Reizungen verursachen !**

Muskatellersalbei

(Salvia sclarea)

Pflanzenfamilie	:	**Lippenblütler**
Herkunft/Kultivierung	:	**Frankreich, Russland, Italien, Spanien**
Verwendeter Pflanzenteil:		**blühendes Kraut**
Gewinnung durch	:	**Wasserdampf - Destillation (ergibt das ätherische Oel)**
Notwendige Pflanzen- menge für 1 l Oel	:	**100 - 150 kg**
Duftbeschreibung	:	**würziger, süsslicher Duft; nach Heu riechend**
Duftintensität	:	**mittel**
Verdunstungszeit	:	**mittel**
Duftnote	:	**Herznote; verbindend in Mischungen**
Duftlampen-Dosierung	:	**3 - 4 Tropfen**

Wirkungstendenz/
Anwendungsgebiete :

- **Muskatellersalbeiöl ist ein Duft, der beim ersten Mal Riechen oft ablehnend beurteilt wird. Durch seine schillernde Ausstrahlung begegnet er uns immer wieder anders. Für mich ein sehr interessanter und geheimnisvoller Duft.**
- **sein euphorisierender und stimmungserhellender Charakter ist besonders angezeigt bei pessimistischen und melancholischen Gefühlslagen; schafft seine leichte und gelöste Atmosphäre, regt die Kreativität an und inspiriert uns für Neues.**
- **hilfreich für entspannende Anwendungen (Bade- und Massageöle) vor allem bei krampfartigen Verdauungs- und Unterleibsbeschwerden (Kompresse).**
- **gegen übermässigen Fussschweiss hilft ein warmes Muskatellersalbei-Fussbad.**

Anwendungs-
einschränkungen :

- **bei äusserlicher Anwendung sind bis heute keine Kontraindikationen bekannt.**

Myrrhe

(Commiphora myrrha)

Pflanzenfamilie	:	**Balsambaumgewächse**
Herkunft/Kultivierung	:	**Somalia, Aethiopien**
Verwendeter Pflanzenteil:		**Harz**
Gewinnung durch	:	**Extraktion (ergibt das Resinoid)** **Wasserdampf-Destillation (ergibt das ätherische Oel)**
Notwendige Pflanzen- menge für 1 l Oel	:	**abhängig vom verwendeten Rohstoff und der Her- stellungsmethode**
Duftbeschreibung	:	**warmer, leicht würzig-süsser Duft mit balsamischen Untertönen**
Duftintensität	:	**mittel**
Verdunstungszeit	:	**lang**
Duftnote	:	**Fussnote; fixierend in Mischungen**
Duftlampen-Dosierung	:	**2 - 3 Tropfen**

Wirkungstendenz/ Anwendungsgebiete	:	**- Myrrhenöl strahlt eine angenehme, balsamische Wärme aus, die uns besänftigt und beruhigt, des- halb empfiehlt es sich, diesen Duft besonders in stressigen Zeiten, bei Aufregung und Nervosität in der Duftlampe verströmen zu lassen.** **- auch für die Hautpflege ist Myrrhenöl eine sehr wertvolle Komponente, insbesondere für die tro- ckene und alternde Haut (Körperöle, Hautcremes)** **- vorzüglich auch für die spröde und rissige Haut.** **- Myrrhe weist zudem eine stark wundheilende Wir- kung auf .** **- in Parfums stellt dieser Duft die Basis dar, beson- ders für orientalische, würzige, maskuline Kom- positionen.**
Anwendungs- einschränkungen	:	**- nicht anwenden während der Schwangerschaft !**

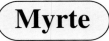

Myrte

(Myrtus communis)

Pflanzenfamilie	:	**Myrtengewächse**
Herkunft/Kultivierung	:	**Mittelmeerländer**
Verwendeter Pflanzenteil:		**Blätter und Zweigspitzen**
Gewinnung durch	:	**Wasserdampf - Destillation (ergibt das ätherische Oel)**
Notwendige Pflanzen- menge für 1 l Oel	:	**100 - 200 kg**
Duftbeschreibung	:	**würzig-frischer, kräuterartiger, intensiver Duft**
Duftintensität	:	**stark**
Verdunstungszeit	:	**mittel**
Duftnote	:	**Herznote; verbindend in Mischungen**
Duftlampen-Dosierung	:	**3 - 4 Tropfen**
Wirkungstendenz/ Anwendungsgebiete	:	**- Myrtenöl wirkt klärend und stärkend zugleich; besonders hilfreich für Menschen, die in ihrem Leben ein Muster der übertriebenen Aengstlich- keit, steten Zweifelns, Mutlosigkeit und Pessimis- mus entwickelt haben.**
		- löst die innere Verhärtung bei Menschen, die Mühe haben, spontanen Emotionen Ausdruck zu geben.
		- Myrtenöl wirkt stark antiseptisch und schleimlö- send und bringt mittels Duftlampe oder Inhalation Erleichterung bei Erkältungskrankheiten wie Hu- sten, Grippe, Schnupfen, Bronchitis.
		- reinigend und tonisierend als Komponente in Ge- sichtswässern zur Erfrischung jeglicher Hauttypen.
		- sehr hilfreich für die kosmetische Behandlung von fetter, unreiner und entzündeter Haut.
Anwendungs- einschränkungen	:	**- bei äusserlicher Anwendung sind bis heute keine Kontraindikationen bekannt.**

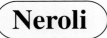

Neroli

(Citrus aurantium ssp. amara)

Pflanzenfamilie	:	**Rautengewächse**
Herkunft/Kultivierung	:	**Marokko, Frankreich, Aegypten, Algerien, Italien**
Verwendeter Pflanzenteil:		**die sich öffnenden und von Hand gepflückten Blüten**
Gewinnung durch	:	**Wasserdampf - Destillation** **(ergibt das ätherische Oel)**
Notwendige Pflanzen- menge für 1 l Oel	:	**1000 - 1200 kg**
Duftbeschreibung	:	**würzig-bitterer, eigenartiger Duft**
Duftintensität	:	**mittel**
Verdunstungszeit	:	**mittel**
Duftnote	:	**Herznote; verbindend in Mischungen**
Duftlampen-Dosierung	:	**1 Tropfen**
Wirkungstendenz/ Anwendungsgebiete	:	**- Neroliöl gehört in die Gruppe der sehr teuren, zu-** **aber auch der sehr wertvollen Oele.** **- deshalb wird dieser Duft oft verdünnt oder mit** **dem billigeren Petitgrainöl gestreckt.** **- Neroliöl wirkt intensiv auf der psychisch-emotio-** **nalen Ebene; stärkt insbesondere unser Selbstver-** **trauen und unsere Selbstachtung.** **- entspannend, stabilisierend und aufbauend bei de-** **pressiven Verstimmungen, Angstzuständen, Mut-** **losigkeit und Selbstzweifeln.** **- für die sanfte Pflege sämtlicher Hauttypen geeignet,** **besonders für die alternde und empfindliche Haut.** **- durch seine beschleunigende Wirkung auf die Zell-** **regenerierung der Haut schreibt man dem Neroli-** **öl einen hautverjüngenden Effekt zu (Gesichts-** **masken, Gesichtscremen).**
Anwendungs- einschränkungen	:	**- bei äusserlicher Anwendung sind bis heute keine** **Kontraindikationen bekannt.**

Niaouli

(Melaleuca viridiflora)

Pflanzenfamilie	:	**Myrtengewächse**
Herkunft/Kultivierung	:	**Australien, Madagaskar, Malaysia**
Verwendeter Pflanzenteil:		**Blätter und Zweigspitzen**
Gewinnung durch	:	**Wasserdampf - Destillation (ergibt das ätherische Oel)**
Notwendige Pflanzen-menge für 1 l Oel	:	**100 - 120 kg**
Duftbeschreibung	:	**frischer, klarer, eucalyptusartiger Duft**
Duftintensität	:	**mittel**
Verdunstungszeit	:	**kurz**
Duftnote	:	**Kopfnote in Mischungen**
Duftlampen-Dosierung	:	**4 - 5 Tropfen**

Wirkungstendenz/
Anwendungsgebiete :

- **Niaouliöl gehört zu den erfrischenden und aktivie-renden Duftstoffen; weist eine gewisse Aehnlich-keit zu Cajeput- und Eucalyptusöl auf.**
- **empfiehlt sich bei allgemeiner, geistiger Müdigkeit; konzentrationsfördernd und anregend (im Büro, in der Schule, im Auto etc.).**
- **seine stark entzündungshemmende Wirkung ist besonders hilfreich bei Schnupfen, Grippe, Husten und Bronchitis (Inhalation, Duftlampe).**
- **seines erfrischenden Charakters wegen findet es oftmals Verwendung in anregenden Duftbad- und Massageöl-Mischungen.**
- **in aromakosmetischen Zubereitungen vorzüglich für die fette, unreine und entzündete Haut geeignet.**

Anwendungs-
einschränkungen :

- **Niaouliöl kann bei empfindlicher Haut und Ueber-dosierung zu Reizungen führen !**

Orange

(Citrus aurantium ssp. dulce)

Pflanzenfamilie	:	**Rautengewächse**
Herkunft/Kultivierung	:	**Mittelmeerländer, Brasilien, USA**
Verwendeter Pflanzenteil:		**frische, reife Fruchtschalen**
Gewinnung durch	:	**Auspressung (Expression; ergibt die Essenz)**
Notwendige Pflanzen-menge für 1 l Essenz	:	**200 - 400 kg**
Duftbeschreibung	:	**fruchtig-warmer, süsser, typischer Orangenduft**
Duftintensität	:	**mittel**
Verdunstungszeit	:	**kurz**
Duftnote	:	**Kopfnote in Mischungen**
Duftlampen-Dosierung	:	**5 - 6 Tropfen**

Wirkungstendenz/
Anwendungsgebiete   :

- **Die Essenz aus der Orangenschale ist mit seinem sonnig-warmen Duft sehr beliebt, vielseitig einsetzbar und daher einer der meistverkauften Düfte.**
- **schafft in der Duftlampe eine offene, heitere, kreative Atmosphäre und löst Verspannungen und Verkrampfungen aller Art.**
- **erhellt die Stimmung bei Traurigkeit, Melancholie und Enttäuschung.**
- **der liebliche Duft der Orangenessenz mögen auch Kinder ganz besonders gern (Duftbad).**
- **durchblutungsfördernd in Bade- und Massageölen.**
- **erfrischend und belebend in Gesichtswässern.**
- **für die allgemeine Hautpflege geeignet.**
- **vorzüglich in der Aromaküche zum Aromatisieren von Kuchen, Cremes, Glace etc.**

Anwendungs-
einschränkungen   :

- **Phototoxisch ! Kann bei Anwendung auf der Haut unter UV-Einstrahlung (Sonne, Solarium) zu Verbrennungen führen.**

Oregano

(Origanum vulgare)

Pflanzenfamilie	:	**Lippenblütler**
Herkunft/Kultivierung	:	**Frankreich, Spanien, Balkan**
Verwendeter Pflanzenteil:		**blühendes Kraut**
Gewinnung durch	:	**Wasserdampf - Destillation (ergibt das ätherische Oel)**
Notwendige Pflanzen-menge für 1 l Oel	:	**100 - 200 kg**
Duftbeschreibung	:	**herber, würziger Duft, ähnlich dem Thymian**
Duftintensität	:	**stark**
Verdunstungszeit	:	**kurz**
Duftnote	:	**Kopf- bis Herznote in Mischungen**
Duftlampen-Dosierung	:	**2 - 3 Tropfen**

Wirkungstendenz/
Anwendungsgebiete :

- Oreganoöl ist aufgrund seines hohen Phenolanteils sehr stark antiseptisch.
- desinfiziert die Raumluft und wird daher vor allem in Schnupfenzeiten in der Duftlampe eingesetzt.
- wird in der Literatur für Massagen bei Cellulitis, Ekzemen und Psoriasis empfohlen.
- von warmen Anwendungen (Bäder, Inhalationen und Kompressen) ist wegen der starken Reizwirkung des Oreganoöls abzuraten.
- kann in starker Verdünnung (5 Tropfen auf 100 ml Speiseöl) in der Aromaküche für Fleischmarinaden, Pizzas etc. verwendet werden.
- regt den Appetit an, fördert die Verdauung und wirkt Blähungen entgegen.

Anwendungs-
einschränkungen :

- Oreganoöl wirkt stark hautreizend !

Patchouli

(Pogostemon cablin)

Pflanzenfamilie	:	**Lippenblütler**
Herkunft/Kultivierung	:	**Indien, China, Indonesien, Philippinen,**
Verwendeter Pflanzenteil:		**getrocknete, fermentierte Blätter**
Gewinnung durch	:	**Wasserdampf - Destillation (ergibt das ätherische Oel)**
Notwendige Pflanzen-menge für 1 l Oel	:	**30 - 50 kg**
Duftbeschreibung	:	**muffig riechender, erdig-tiefer Duft**
Duftintensität	:	**mittel**
Verdunstungszeit	:	**lang**
Duftnote	:	**Fussnote; fixierend in Mischungen**
Duftlampen-Dosierung	:	**3 - 4 Tropfen**

Wirkungstendenz/ :
Anwendungsgebiete

- **Patchouliöl ist ein muffig riechender Duft mit tiefer, sanfter Schwingung, der uns bei akuter Ruhelosigkeit und Nervosität, wie z.B. vor Prüfungen, Stabilität, Zuversicht und Gelassenheit vermittelt.**
- **wird in der Literatur als erotisierender Duft beschrieben. Bietet sich deshalb besonders für sinnliche Anwendungen wie Badeöl, Massageöl, Duftmischungen für's Schlafzimmer an. Dies in Kombination mit Jasmin, Orange, Rose, Tonka, Vanille oder Ylang-Ylang.**
- **wichtiger Eckpfeiler in vielen Parfumkompositionen; wird als natürliches Fixativ verwendet.**
- **wertvolles Oel in der Hautpflege; da es die Zellregenerierung anregt, ist Patchouli besonders für die Altershaut sowie für rauhe, rissige Haut geeignet.**

Anwendungs-einschränkungen :

- **bei äusserlicher Anwendung sind bis heute keine Kontraindikationen bekannt.**

Petitgrain

(Citrus aurantium ssp. amara)

Pflanzenfamilie	:	**Rautengewächse**
Herkunft/Kultivierung	:	**Marokko, Uruguay**
Verwendeter Pflanzenteil:		**Blätter und Zweige**
Gewinnung durch	:	**Wasserdampf - Destillation (ergibt das ätherische Oel)**
Notwendige Pflanzen-menge für 1 l Oel	:	**200 - 300 kg**
Duftbeschreibung	:	**frischer, heller, leichter, blumiger Duft**
Duftintensität	:	**mittel**
Verdunstungszeit	:	**kurz**
Duftnote	:	**Kopfnote bis Herznote in Mischungen**
Duftlampen-Dosierung	:	**3 - 4 Tropfen**

Wirkungstendenz/
Anwendungsgebiete   :

- **Petitgrainöl aus Zweigen und Blättern des Bitter-orangenbaumes erinnert an Neroliöl, welches aus den Blüten deselben Baumes gewonnen wird.**
- **die ausgleichende und stimmungserhellende Wir-kung von Petitgrain ist besonders bei Stimmungs-schwankungen, aber auch Gefühlen von Traurig-keit und Enttäuschung empfehlenswert.**
- **sein spritziger, beschwingter Duft aktiviert und bringt Schwung ins Leben, fördert die Konzentra-tion und die geistige Leistungsfähigkeit.**
- **es eignet sich vorzüglich in erfrischende, belebende Duftmischungen für Badeöle und Duschgels.**
- **in der Aromakosmetik wird es zur allgemeinen Hautreinigung eingesetzt (Gesichtswasser, Dampf-bad etc.).**

Anwendungs-
einschränkungen   :

- **Phototoxisch ! Kann bei Anwendung auf der Haut unter UV-Einstrahlung (Sonne, Solarium) zu Ver-brennungen führen.**

Pfefferminze

(Mentha piperita)

Pflanzenfamilie	:	**Lippenblütler**
Herkunft/Kultivierung	:	**Mittelmeerländer, Russland, USA**
Verwendeter Pflanzenteil:		**kurz vor der Blüte geerntetes Kraut**
Gewinnung durch	:	**Wasserdampf - Destillation (ergibt das ätherische Oel)**
Notwendige Pflanzenmenge für 1 l Oel	:	**100 - 1000 kg je nach Herkunft und Verfahren**
Duftbeschreibung	:	**Minzig-frischer, süsser, krautiger Duft**
Duftintensität	:	**stark**
Verdunstungszeit	:	**kurz**
Duftnote	:	**Kopfnote in Mischungen**
Duftlampen-Dosierung	:	**2 - 3 Tropfen**

Wirkungstendenz/
Anwendungsgebiete   :

- **Der erfrischende Duft der Pfefferminze fördert wie kaum ein anderer die Konzentrationsfähigkeit und ist daher besonders bei Konzentrationsmangel und geistiger Müdigkeit angezeigt (im Büro, beim Autofahren, während Prüfungen usw.).**
- **pur auf Schläfen, Stirn und Nacken einmassiert kann es Kopfschmerzen lindern.**
- **beseitigt zudem Juckreiz, welcher durch Insektenstiche verursacht wird (betäubende Wirkung).**
- **seine reinigende, entzündungshemmende Wirkung wird zur Pflege von fetter, unreiner und entzündeter Haut genutzt (Masken, Gesichtsdampfbäder).**
- **der kühlende Effekt auf der Haut wird besonders nach einem Sonnenbrand als angenehm empfunden (50ml Jojobaöl mit 10 Tropfen Lavendel- und 10 Tropfen Pfefferminzöl sanft einmassieren).**

Anwendungseinschränkungen   :

- **Pfefferminzöl wirkt stark hautreizend !**

Ravensara

(Ravensara aromatica)

Pflanzenfamilie	:	**Lorbeergewächse**
Herkunft/Kultivierung	:	**Madagaskar**
Verwendeter Pflanzenteil:		**Blätter**
Gewinnung durch	:	**Wasserdampf - Destillation (ergibt das ätherische Oel)**
Notwendige Pflanzen-menge für 1 l Oel	:	**120 - 250 kg**
Duftbeschreibung	:	**erfrischender, klarer Duft; an Eucalyptus erinnernd**
Duftintensität	:	**stark**
Verdunstungszeit	:	**kurz**
Duftnote	:	**Kopfnote in Mischungen**
Duftlampen-Dosierung	:	**3 - 4 Tropfen**

Wirkungstendenz/
Anwendungsgebiete   :

- **Ravensaraöl ist ein bisher wenig bekannter Duft, welcher aus den Blättern eines stattlichen Baumes, der vorwiegend auf der Hochebene Madagaskars wächst, gewonnen wird.**
- **sein frischer Duft wirkt belebend und anregend bei allgemeiner Antriebs- und Lustlosigkeit.**
- **seine ausgleichende und stabilisierende Kraft bringt Klarheit und unterstützt uns bei schwierigen Entscheidungen.**
- **in der Duftlampe oder mittels Inhalation bringt Ravensara Erleichterung bei allgemeinen Erkältungsbeschwerden.**
- **durchblutungsfördernd in aktivierenden und anregenden Sportmassageölen.**

Anwendungs-
einschränkungen   :

- **bei äusserlicher Anwendung sind bis heute keine Kontraindikationen bekannt.**

Rose

(Rosa damascena)

Pflanzenfamilie	:	**Rosengewächse**
Herkunft/Kultivierung	:	**Bulgarien, Türkei, Marokko**
Verwendeter Pflanzenteil:		**am frühen Morgen von Hand geerntete Blütenblätter**
Gewinnung durch	:	**Wasserdampf - Destillation (echtes Rosenöl ver-festigt sich unterhalb von 18 Grad Celsius).**
Notwendige Pflanzen-menge für 1 l Oel	:	**bis 5000 kg**
Duftbeschreibung	:	**honig-süsser, zarter, betörender Blütenduft**
Duftintensität	:	**stark**
Verdunstungszeit	:	**lang**
Duftnote	:	**Herznote; verbindend in Mischungen**
Duftlampen-Dosierung	:	**1 Tropfen**

Wirkungstendenz/
Anwendungsgebiete :

- **- 100 % naturreines Rosenöl ist ein unvergleichlich schöner und wertvoller Duft, aber auch sehr teuer.**
- **- Rosenöl dringt mit seiner harmonisierenden Ausstrahlung bis tief in unser Innerstes und verbreitet dort die Botschaft der Liebe und des Mitgefühls.**
- **- ein Duft, der uns bei sämtlichen emotionalen Disharmonien (Angst, Trauer, Depression, Kummer, Wut, Jähzorn, Mutlosigkeit usw.) seine Hilfe und Unterstützung anbietet.**
- **- das sehr milde Oel ist auch wunderbar geeignet in Pflegeöle für Babys und Kleinkinder.**
- **- in sinnlichen Massageöl- und Duftbadmischungen bereitet uns Rosenöl ein herrliches Dufterlebnis.**
- **- in der Aromakosmetik für die Pflege sämtlicher Hauttypen geeignet, besonders für die trockene und empfindliche Haut sowie der Altershaut.**

Anwendungs-
einschränkungen :

- **- bei äusserlicher Anwendung sind bis heute keine Kontraindikationen bekannt.**

Rosenholz

(Aniba rosaeodora)

Pflanzenfamilie	:	**Lorbeergewächse**
Herkunft/Kultivierung	:	**Brasilien**
Verwendeter Pflanzenteil:		**zerkleinertes Holz**
Gewinnung durch	:	**Wasserdampf - Destillation (ergibt das ätherische Oel)**
Notwendige Pflanzen-menge für 1 l Oel	:	**60 - 120 kg**
Duftbeschreibung	:	**würzig-süsser, leicht rosiger Duft**
Duftintensität	:	**mittel**
Verdunstungszeit	:	**mittel**
Duftnote	:	**Herznote; verbindend in Mischungen**
Duftlampen-Dosierung	:	**3 - 4 Tropfen**

Wirkungstendenz/
Anwendungsgebiete   :

- **Das Rosenholzöl wird vom Holz des brasilianischen Rosenholzbaumes gewonnen; es besteht keine botanische Verwandtschaft zur Rose.**
- **es wirkt ausgesprochen entspannend bei Reizbarkeit, Stress, Nervosität und Aufregung. Lässt uns mit Ruhe und Gelassenheit der Zukunft entgegenblicken.**
- **besonders wertvoll in aromakosmetischen Zubereitungen für sämtliche Hauttypen. Durch seine Sanftheit vor allem bei trockener, spröder und empfindlicher Haut empfohlen (Massageöle, Pflegeöle und Duftbäder).**
- **beim Rosenholzöl ist zurzeit nicht auszuschliessen, dass für deren Herstellung Tropenwald ohne kontrollierte Wiederaufforstung vernichtet wird. Erkundigen Sie sich in Ihrem Fachgeschäft.**

Anwendungs-
einschränkungen   :

- **bei äusserlicher Anwendung sind bis heute keine Kontraindikationen bekannt.**

Rosmarin

(Rosmarinus officinalis)

Pflanzenfamilie	:	**Lippenblütler**
Herkunft/Kultivierung	:	**verschiedene Mittelmeerländer**
Verwendeter Pflanzenteil:		**blütentragendes Kraut**
Gewinnung durch	:	**Wasserdampf - Destillation (ergibt das ätherische Oel)**
Notwendige Pflanzenmenge für 1 l Oel	:	**50 - 100 kg**
Duftbeschreibung	:	**kräftiger, würzig-frischer Kräuterduft**
Duftintensität	:	**mittel**
Verdunstungszeit	:	**kurz**
Duftnote	:	**Kopfnote in Mischungen**
Duftlampen-Dosierung	:	**3 - 5 Tropfen**

Wirkungstendenz/
Anwendungsgebiete   :

- **Rosmarinöl wirkt allgemein stimulierend auf der mentalen (geistigen) Ebene; es fördert Klarheit und innere Stärke besonders bei Unentschlossenheit, Unsicherheit und Antriebsschwäche.**
- **stärkt das Gedächtnis, fördert die Konzentrationsfähigkeit und verbessert das Erinnerungsvermögen; ein klassisches Oel für "Kopfarbeiter".**
- **ein typisches Morgenöl, das anregt und die Lebensgeister weckt (Gesichtswasser, Duschgel).**
- **in einem Fussbad mit Meersalz sehr erholsam und wärmend für müde, schwere und kalte Füsse.**
- **Rosmarinhydrolat, auf der Kopfhaut einmassiert, kräftigt die Haarwurzeln.**
- **durchblutungsfördernd und erwärmend im Massageöl besonders bei Muskelkater.**

Anwendungseinschränkungen   :

- **nicht anwenden bei Neigung zu Epilepsie !**
- **nicht anwenden bei Bluthochdruck !**

Salbei

(Salvia officinalis)

Pflanzenfamilie	:	**Lippenblütler**
Herkunft/Kultivierung	:	**Mittelmeerländer**
Verwendeter Pflanzenteil:		**getrocknetes Kraut**
Gewinnung durch	:	**Wasserdampf - Destillation (ergibt das ätherische Oel)**
Notwendige Pflanzen- menge für 1 l Oel	:	**ca. 100 kg**
Duftbeschreibung	:	**intensiver, krautiger, würzig-frischer Duft**
Duftintensität	:	**mittel**
Verdunstungszeit	:	**kurz**
Duftnote	:	**Kopfnote in Mischungen**
Duftlampen-Dosierung	:	**2 - 3 Tropfen**

Wirkungstendenz/ Anwendungsgebiete :

- **Salbeiöl stärkt den gesamten Organismus und ist deshalb bei allgemeinen Schwächezuständen ange- zeigt (Duftlampe).**
- **bei starker Schweissabsonderung wirkt Salbeiöl regulierend (Fussbad mit Meersalz, Waschungen mit Salbei-Hydrolat).**
- **durch seine stark keimabtötende Wirkung können Krankenzimmer mittels Duftlampe desinfiziert werden.**
- **ansonsten muss Salbeiöl aufgrund seines hohen Ke- tongehalts als giftig und daher als problematisch für weitere Anwendungen beurteilt werden.**

Anwendungs- einschränkungen :

- **nicht anwenden bei Neigung zu Epilepsie !**
- **nicht anwenden bei Schwangerschaft !**
- **nicht anwenden bei Bluthochdruck !**

Sandelholz

(Santalum album)

Pflanzenfamilie	:	**Sandelholzgewächse**
Herkunft/Kultivierung	:	**Indien (Provinz Mysore)**
Verwendeter Pflanzenteil:		**zerkleinertes Holz**
Gewinnung durch	:	**Wasserdampf - Destillation (ergibt das ätherische Oel)**
Notwendige Pflanzen- menge für 1 l Oel	:	**ca. 20 kg**
Duftbeschreibung	:	**warmer, balsamischer, süsslicher Holzduft**
Duftintensität	:	**gering**
Verdunstungszeit	:	**lang**
Duftnote	:	**Fussnote; fixierend in Mischungen**
Duftlampen-Dosierung	:	**3 - 4 Tropfen**
Wirkungstendenz/ Anwendungsgebiete	:	**- Sandelholz hat eine sehr sanfte Ausstrahlung, die Geborgenheit, Zuversicht und Wärme verkörpert.**
		- Hilfreich in Situationen, die von Angst, Aufregung, Aggression, Stress, Hektik etc. geprägt sind.
		- der Sandelholz-Duft gilt zudem als erotisierend und wird deshalb für sinnliche Duftkompositionen zusammen mit Benzoe, Bergamotte, Jasmin, Orange, Rose, Tonka, Vanille, Weihrauch oder Ylang-Ylang gemischt; diese Kompositionen können wir über die Duftlampe, im Bade-, Massage- oder Körperöl auf uns wirken lassen und geniessen.
		- der maskuline Duft wird oft in Herrenparfums, After Shaves und Gesichtswässern eingesetzt.
		- Sandelholzöl kann für die Pflege sämtlicher Hauttypen (besonders trockene) eingesetzt werden.
Anwendungs- einschränkungen	:	**- bei äusserlicher Anwendung sind bis heute keine Kontraindikationen bekannt.**

Schafgarbe

(Achillea millefolium)

Pflanzenfamilie	:	**Korbblütler**
Herkunft/Kultivierung	:	**Ungarn, Frankreich, Italien**
Verwendeter Pflanzenteil:		**blühendes Kraut**
Gewinnung durch	:	**Wasserdampf - Destillation (ergibt das ätherische Oel)**
Notwendige Pflanzen- menge für 1 l Oel	:	**300 - 1000 kg je nach Qualität der Pflanzen**
Duftbeschreibung	:	**aromatischer, krautiger, warmer Duft**
Duftintensität	:	**mittel**
Verdunstungszeit	:	**lang**
Duftnote	:	**Herznote; verbindend in Mischungen**
Duftlampen-Dosierung	:	**1 - 2 Tropfen**

Wirkungstendenz/ Anwendungsgebiete :

- **Das blaue Oel der Schafgarbe wirkt ausgleichend und zentierend. Diese Eigenschaften sind wertvoll in Lebensphasen, die von starken Veränderungen geprägt sind.**
- **wirkt auch ausgleichend zwischen Gefühl und Verstand; besonders bei Menschen, die vieles nur rational beurteilen und der Intuition wenig Raum lassen. Findet auch Anwendung in Duftkompositionen für Meditation und Sammlung.**
- **entzündungshemmend und beruhigend bei entzündeter, irritierter und gereizter Haut.**
- **die Schmerzen nach einem Sonnenbrand können mit je 10 Tropfen Schafgarben- und Lavendelöl, in 50 ml Johanniskrautöl gelöst, gelindert werden.**
- **krampflösend auf warmen Kompressen bei Magen- und Menstruationsbeschwerden.**

Anwendungs- einschränkungen :

- **nicht anwenden während der Schwangerschaft !**

Tea Tree

(Melaleuca alternifolia)

Pflanzenfamilie	:	**Myrtengewächse**
Herkunft/Kultivierung	:	**Australien**
Verwendeter Pflanzenteil:		**Blätter und Zweige**
Gewinnung durch	:	**Wasserdampf - Destillation (ergibt das ätherische Oel)**
Notwendige Pflanzen-menge für 1 l Oel	:	**keine Literaturangaben**
Duftbeschreibung	:	**starker, würzig-frischer, belebender Duft**
Duftintensität	:	**stark**
Verdunstungszeit	:	**kurz**
Duftnote	:	**Kopfnote in Mischungen**
Duftlampen-Dosierung	:	**3 - 4 Tropfen**

Wirkungstendenz/
Anwendungsgebiete   :

- **Das Tea Tree- oder auch Teebaumöl hat aufgrund seines frischen und belebenden Charakters einen starken Bezug zu unseren Atemwegen.**
- **es empfiehlt sich in der Duftlampe und kalt inhaliert bei Atemwegsinfektionen wie Schnupfen, Husten und Bronchitis.**
- **dank seiner stark pilztötenden Eigenschaften ein vorzügliches Mittel gegen hartnäckigen Fusspilz.**
- **schmerzlindernd bei Insektenstichen.**
- **Das Oel der Teebaumblätter wird auch für die Pflege der unreinen und entzündeten Haut empfohlen.**
- **gegen Pickel und Mitesser kann es unverdünnt auf die betroffenen Stellen getupft werden.**
- **als Bestandteil einer Sauna-Mischung unterstützt es deren entschlackende Wirkung.**

Anwendungs-
einschränkungen   :

- **bei äusserlicher Anwendung sind bis heute keine Kontraindikationen bekannt.**

Thymian

(Thymus vulgaris)

Pflanzenfamilie	:	**Lippenblütler**
Herkunft/Kultivierung	:	**Mittelmeerländer**
Verwendeter Pflanzenteil:		**blühendes Kraut**
Gewinnung durch	:	**Wasserdampf - Destillation (ergibt das ätherische Oel)**
Notwendige Pflanzen-menge für 1 l Oel	:	**100 - 150 kg**
Duftbeschreibung	:	**kräftiger, würzig-warmer, thymolartiger Duft**
Duftintensität	:	**mittel**
Verdunstungszeit	:	**kurz**
Duftnote	:	**Kopfnote in Mischungen**
Duftlampen-Dosierung	:	**2 - 3 Tropfen**

Wirkungstendenz/
Anwendungsgebiete   :

- **Der Duft des herkömmlichen Thymol-Thymians wirkt allgemein anregend auf Körper und Geist; ein typisches Oel für den Morgen, um die Lebensgeister zu wecken.**
- **gilt zudem als nervenstärkend sowie als intelligenz- und konzentrationsfördernd.**
- **Thymian wirkt aufgrund seines Phenolanteils sehr stark keimhemmend und kann gering dosiert für die Inhalation bei Erkältungen eingesetzt werden.**
- **seine schleim- und krampflösenden Eigenschaften werden besonders bei Hustenanfällen geschätzt.**
- **wie Tea Tree auch sehr wirkungsvoll bei Insektenstichen und Fusspilz (unverdünnt auf die betroffenen Stellen auftragen).**

Anwendungs-
einschränkungen   :

- **Thymianöl wirkt stark hautreizend !**
- **nicht anwenden bei Bluthochdruck !**

Tonka

(Dipteryx odorata)

Pflanzenfamilie	:	**Schmetterlingsblütler**
Herkunft/Kultivierung	:	**Brasilien**
Verwendeter Pflanzenteil:		**Samen**
Gewinnung durch	:	**Extraktion mit Lösungsmitteln (ergibt das Absolue)**
Notwendige Pflanzen-menge für 1 l Absolue	:	**sehr unterschiedlich, je nach Rohstoff und Verfahren**
Duftbeschreibung	:	**warmer, aromatisch-süsser, eigenartiger Duft**
Duftintensität	:	**stark**
Verdunstungszeit	:	**lang**
Duftnote	:	**Fussnote; fixierend in Mischungen**
Duftlampen-Dosierung	:	**1 - 2 Tropfen**

Wirkungstendenz/ Anwendungsgebiete	:	**- Der extrahierte Duft der Tonkabohne hat eine warme, volle, tiefschwingende Ausstrahlung. Wer Tonka erstmals riecht, wird von seiner Intensität überrascht sein.**
		- Tonka verbreitet eine Stimmung der Gelassenheit, und lässt uns mit Vertrauen und Optimismus in die Zukunft blicken.
		- Tonka absolue erhält erst in grosser Verdünnung in Kombination mit anderen Düften seinen angenehm sanften Charakter.
		- eignet sich wunderbar für exquisite Badeöle und sinnliche Massageöle zusammen mit Benzoe, Honig, Grapefruit, Geranium, Jasmin, Mandarine, Patchouli, Rose, Ylang-Ylang.
		- wird in Parfums häufig als Fixativ eingesetzt
Anwendungs-einschränkungen	:	**- bei äusserlicher Anwendung sind bis heute keine Kontraindikationen bekannt.**

Tuberose

(Polianthes tuberosa)

Pflanzenfamilie	:	**Agavengewächse**
Herkunft/Kultivierung	:	**Frankreich, Indien, Aegypten, Marokko**
Verwendeter Pflanzenteil:		**handgepflückte Blüten**
Gewinnung durch	:	**Enfleurage und anschliessende Extraktion (ergibt das Absolue)**
Notwendige Pflanzen-menge für 1 l Absolue	:	**ca. 3000 kg**
Duftbeschreibung	:	**betörender, üppig-süsser Blütenduft**
Duftintensität	:	**stark**
Verdunstungszeit	:	**lang**
Duftnote	:	**Herznote; charakterbildend in Mischungen**
Duftlampen-Dosierung	:	**max. 1 Tropfen**

Wirkungstendenz/
Anwendungsgebiete :

- **Der blumig-üppige Duft der Tuberose ist eine Kostbarkeit ohnegleichen, ein Diamant unter den duftenden Schönheiten unserer Natur.**
- **ein sehr teures Absolue, da die Herstellung sehr aufwendig und der Ertrag sehr gering ist.**
- **der Preis für ein Kilo Tuberose absolue steigt bisweilen auf 60'000 Franken und mehr, was aber bei einer Weltjahresproduktion von nur 15 - 20 kg verständlich ist.**
- **eignet sich vorzüglich in spezielle, sinnlich-erotische Massageöle und exquisite Körpercremen.**
- **auch als Herznote in aussergewöhnlichen Parfumkreationen.**

Anwendungs-
einschränkungen :

- **bei äusserlicher Anwendung sind bis heute keine Kontraindikationen bekannt.**

Vanille

(Vanilla planifolia)

Pflanzenfamilie	:	**Orchideen**
Herkunft/Kultivierung	:	**Madagaskar, Indonesien, Reunion**
Verwendeter Pflanzenteil:		**Schoten**
Gewinnung durch	:	**Extraktion mit Lösungsmitteln (ergibt das Absolue)**
Notwendige Pflanzen-menge für 1 l Absolue	:	**Stark abhängig von Rohstoff, Herstellungsverfah-ren und Lösungsmittel**
Duftbeschreibung	:	**Typischer, süsser, balsamisch-warmer Vanilleduft**
Duftintensität	:	**mittel**
Verdunstungszeit	:	**lang**
Duftnote	:	**Fussnote; fixierend in Mischungen**
Duftlampen-Dosierung	:	**1 - 2 Tropfen**

Wirkungstendenz/Anwendungsgebiete	:	**- Der feine Duft des Vanille-Absolues ist uns allen bekannt und auch sehr beliebt. Seine süsse, balsa-mische Ausstrahlung besänftigt und entspannt bei Stress, Aerger, Frustration, Zorn, Unsicherheit etc.; schafft eine Atmosphäre der Geborgenheit und des Wohlbefindens.**

- das reine Absolue aus der Vanilleschote ist dick-flüssig und wird deshalb zur besseren Dosierung oft in verdünnter Form angeboten.

- in pflegenden, aromakosmetischen Zubereitungen wie Cremen, Körpermilch, Duftbäder, Massageöle lässt sich Vanille sehr gut einsetzen in Kombination mit Benzoe, Honig, Mimose, Mandarine, Orange Orange, Sandelholz, Ylang-Ylang, Zimt.

- die Sanftheit von Vanille erlaubt es, dieses Absolue auch für Kinder (z.B.Kinderbad) zu verwenden.

Anwendungs-einschränkungen	:	**- bis heute keine Kontraindikationen bekannt.**

Verbene

(Lippia citriodora)

Pflanzenfamilie	:	**Verbenengewächse**
Herkunft/Kultivierung	:	**Südamerika, Frankreich, Marokko, Algerien**
Verwendeter Pflanzenteil:		**Blätter**
Gewinnung durch	:	**Wasserdampf - Destillation (ergibt das ätherische Oel)**
Notwendige Pflanzen- menge für 1 l Oel	:	**100 - 150 kg je nach Pflanzenqualität**
Duftbeschreibung	:	**frischer, kühler, zitronenartiger Duft**
Duftintensität	:	**mittel**
Verdunstungszeit	:	**kurz**
Duftnote	:	**Kopfnote in Mischungen**
Duftlampen-Dosierung	:	**1 - 2 Tropfen**

Wirkungstendenz/
Anwendungsgebiete 　:

- **Das ätherische Oel der Verbene ist ein sehr erfrischender und anregender Duft für all jene, die am Morgen eine lange Anlaufzeit benötigen, um auf Touren zu kommen.**
- **konzentrationsfördernd, deshalb sehr gut geeignet am Arbeitsplatz, im Sitzungszimmer oder im Auto.**
- **vermittelt Energie und Kraft bei allgemeiner Müdigkeit, Lustlosigkeit und Desinteresse.**
- **findet ausserdem in Sportmassageölen Verwendung; tonisiert Haut sowie Muskeln und fördert deren Durchblutung.**
- **100 % reines Verbenenöl wird selten angeboten; es ist rar und teuer und deshalb oft verfälscht und verdünnt.**

Anwendungs-
einschränkungen 　:

- **Phototoxisch ! Kann bei Anwendung auf der Haut bei UV-Einstrahlung (Sonne, Solarium) zu Verbrennungen führen.**

Vetiver

(Vetiveria zizanioides)

Pflanzenfamilie	:	**Süssgräser**
Herkunft/Kultivierung	:	**Indien, Reunion, Brasilien, China, Indonesien**
Verwendeter Pflanzenteil:		**Wurzeln**
Gewinnung durch	:	**Wasserdampf - Destillation (ergibt das ätherische Oel)**
Notwendige Pflanzenmenge für 1 l Oel	:	**ca. 50 kg**
Duftbeschreibung	:	**waldig-erdiger, balsamischer Duft mit holzigen Untertönen**
Duftintensität	:	**mittel**
Verdunstungszeit	:	**lang**
Duftnote	:	**Fussnote; fixierend in Mischungen**
Duftlampen-Dosierung	:	**2 - 3 Tropfen**

Wirkungstendenz/ Anwendungsgebiete	:	**- das ätherische Oel des Vetivergrases wird aus den kräftigen Wurzeln destillert. Daraus lässt sich sein stabilisierender, stärkender Charakter ableiten.** **- seine warme, sanft schwingende Ausstrahlung erinnert entwurzelte und unsichere Menschen an den Ursprung ihres Seins und führt sie in ihre kraftvolle Mitte zurück.** **- wird in der Literatur als erotisierend beschrieben.** **- in der Aromakosmetik wird Vetiver für die Pflege von trockener, alternder Haut verwendet (Körperöle, -cremen, Masken und Packungen).** **- in männlichen Parfumkompositionen übernimmt Vetiveröl die Aufgabe der fixierenden Fussnote.**
Anwendungseinschränkungen	:	**- bei äusserlicher Anwendung bis heute keine Kontraindikationen bekannt.**

Wacholder

(Juniperus communis)

Pflanzenfamilie	:	**Zypressengewächse**
Herkunft/Kultivierung	:	**Frankreich, Italien, Kroatien**
Verwendeter Pflanzenteil:		**reife, getrocknete Beeren**
Gewinnung durch	:	**Wasserdampf - Destillation (ergibt das ätherische Oel)**
Notwendige Pflanzenmenge für 1 l Oel	:	**50 - 500 kg je nach Herkunft**
Duftbeschreibung	:	**frischer, krautig-grüner, belebender Duft**
Duftintensität	:	**gering**
Verdunstungszeit	:	**kurz**
Duftnote	:	**Kopfnote in Mischungen**
Duftlampen-Dosierung	:	**3 - 4 Tropfen**

Wirkungstendenz/ Anwendungsgebiete :

- **Das ätherische Oel der Wacholderbeeren wirkt einerseits anregend und erfrischend, andererseits auch kräftigend und aufbauend.**
- **sein stärkender Charakter wird bei allgemeiner Müdigkeit und Antriebslosigkeit in der Duftlampe oder im Duftbad eingesetzt.**
- **dank seinen stark keimhemmenden Eigenschaften wird Wacholderöl zur Desinfektion von Räumen, z. B. eines Krankenzimmers, verwendet.**
- **in Massageölen wird seine durchblutungsfördernde Wirkung besonders bei Muskelkater, Muskelschmerzen etc. geschätzt.**
- **eignet sich vorzüglich für das Gesichtsdampfbad zur Reinigung von fetter Haut; es fördert dabei die Durchblutung und strafft die Haut.**

Anwendungseinschränkungen :

- **nicht anwenden bei Nierenerkrankungen !**

Weihrauch

(Boswellia carterii)

Pflanzenfamilie	:	**Balsambaumgewächs**
Herkunft/Kultivierung	:	**Aethiopien, Somalia, Oman**
Verwendeter Pflanzenteil:		**Harz**
Gewinnung durch	:	**1.) Extraktion aus dem Harz (ergibt das Resinoid)** **2.) Wasserdampf - Destillation (ätherisches Oel)**
Notwendige Pflanzen- menge für 1 l Oel	:	**ca. 2 kg Harz für das Resinoid, ca. 10 kg Harz für** **das ätherische Oel**
Duftbeschreibung	:	**balsamisch-würziger, herber, süsslicher Duft**
Duftintensität	:	**mittel**
Verdunstungszeit	:	**lang**
Duftnote	:	**Fussnote; fixierend in Mischungen**
Duftlampen-Dosierung	:	**2 - 3 Tropfen**
Wirkungstendenz/ Anwendungsgebiete	:	**- Schon vor einigen tausend Jahren verwendeten die damaligen Kulturen (Aegypter u.a.) Weihrauch für ihre religiösen Zeremonien.** **- noch heute ist das Weihrauchöl Bestandteil in vielen Meditationsmischungen.** **- seine tiefentspannende und zentrierende Wirkung hilft uns besonders bei depressiver Verstimmung, geistiger Anspannung, fehlendem Vertrauen und Orientierungslosigkeit.** **- Weihrauch ist ein sehr wertvolles Oel für die Hautpflege. Wirkt wie Karottensamen, Myrrhe, Neroli zellregenerierend bei trockener und alternder Haut (Zugabe in Gesichtsölen und Gesichtscremen).** **- passt in herben Parfums sehr gut zu zitronigen und holzigen Noten (Zitrone, Limette, Zedernholz usw.).**
Anwendungs- einschränkungen	:	**- bei äusserlicher Anwendung sind bis heute keine Kontraindikationen bekannt.**

Weisstanne

(Abies alba)

Pflanzenfamilie	:	**Kieferngewächse**
Herkunft/Kultivierung	:	**Frankreich**
Verwendeter Pflanzenteil:		**Nadeln und Holz**
Gewinnung durch	:	**Wasserdampf - Destillation (ergibt das ätherische Oel)**
Notwendige Pflanzen-menge für 1 l Oel	:	**keine Literaturangaben**
Duftbeschreibung	:	**klarer, frischer, typischer Duft nach Tannen-Reisig**
Duftintensität	:	**mittel**
Verdunstungszeit	:	**kurz**
Duftnote	:	**Kopfnote in Mischungen**
Duftlampen-Dosierung	:	**4 - 5 Tropfen**

Wirkungstendenz/   :
Anwendungsgebiete

- **Das ätherische Oel der Weisstanne erinnert zuerst an den Weihnachtsbaum oder an frisch verbranntes Tannenreisig. Es ist für mich einer der schönsten Koniferendüfte.**
- **schafft in der Duftlampe eingesetzt eine belebende und erfrischende Atmosphäre.**
- **bringt mittels Inhalation Erleichterung bei Erkältungskrankheiten wie Grippe, Husten, Bronchitis.**
- **durchblutungsfördernd in Massageölen; löst dabei auch Muskelverspannungen.**
- **verstärkt in einer Saunamischung den entgiftenden Effekt des Schwitzens.**

Anwendungs-   :
einschränkungen

- **bei äusserlicher Anwendung sind bis heute keine Kontraindikationen bekannt.**

Ylang Ylang

(Cananga odorata)

Pflanzenfamilie	:	**Anonengewächs**
Herkunft/Kultivierung	:	**Madagaskar, Comoren, Reunion**
Verwendeter Pflanzenteil:		**frische Blüten**
Gewinnung durch	:	**Wasserdampf - Destillation (ergibt das ätherische Oel)**
Notwendige Pflanzen- menge für 1 l Oel	:	**40 - 80 kg**
Duftbeschreibung	:	**betörender, narkotisch-süsser, üppiger Blütenduft**
Duftintensität	:	**stark**
Verdunstungszeit	:	**mittel**
Duftnote	:	**Herznote; verbindend in Mischungen**
Duftlampen-Dosierung	:	**1 - 2 Tropfen**

Wirkungstendenz/ Anwendungsgebiete :

- **Der sinnlich betörende Duft der Ylang-Ylang-Blüte erhellt unsere Stimmung bei Melancholie, Traurigkeit und mangelndem Selbstvertrauen und wirkt ausgleichend bei Aerger, Aufregung, Frustration und Zorn.**
- **Ylang Ylang stärkt auch das Vertrauen in die eigene Intuition und lässt uns voller Zuversicht den bevorstehenden Entscheidungen entgegensehen.**
- **wirkt in aromakosmetischen Zubereitungen ausgleichend auf die Talgproduktion; daher sowohl für die trockene und fette Haut geeignet.**
- **seine beruhigende und entspannende Wirkung und sein sinnlich-erotischer Charakter können wir uns in sämtlichen Anwendungsformen zunutze machen (Duftbad, Massageöl, Duftlampe, Kompresse usw.).**
- **verleiht Parfumkompositionen blumige Wärme.**

Anwendungs- einschränkungen :

- **nicht anwenden bei niedrigem Blutdruck !**

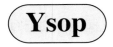

Ysop

(Hyssopus officinalis)

Pflanzenfamilie	:	**Lippenblütler**
Herkunft/Kultivierung	:	**Mittelmeerländer**
Verwendeter Pflanzenteil:		**Blüten und Stengel**
Gewinnung durch	:	**Wasserdampf - Destillation (ergibt das ätherische Oel)**
Notwendige Pflanzen-menge für 1 l Oel	:	**100 - 300 kg je nach Pflanzenqualität**
Duftbeschreibung	:	**aromatischer, krautiger Gewürz-Duft**
Duftintensität	:	**mittel**
Verdunstungszeit	:	**mittel**
Duftnote	:	**Herznote; verbindend in Mischungen**
Duftlampen-Dosierung	:	**2 - 3 Tropfen**

Wirkungstendenz/
Anwendungsgebiete   :

- **Das ätherische Oel des Ysopkrautes weist einen ausgeprägt klärenden und zentrierenden Charakter auf und hilft uns insbesondere bei starken Gefühlsschwankungen und geistiger Verwirrung.**
- **konzentrationsfördernd und gedächtnisstärkend bei geistiger Arbeit.**
- **Ysopöl ist häufig auch Bestandteil in Meditationsmischungen zusammen mit Cistrose, Lavendel, Muskatellersalbei, Weihrauch u.a.**
- **die schleimlösende Wirkung bringt uns besonders bei Husten und Bronchitis mittels Inhalation Erleichterung; wird in der Literatur auch bei Asthma empfohlen.**

Anwendungs-
einschränkungen   :

- **nicht anwenden bei Neigung zu Epilepsie !**
- **nicht anwenden während der Schwangerschaft !**
- **nicht anwenden bei Bluthochdruck !**

Zedernholz

(Cedrus atlantica)

Pflanzenfamilie	:	**Kieferngewächse**
Herkunft/Kultivierung	:	**Marokko, Algerien**
Verwendeter Pflanzenteil:		**Sägemehl und Holzabfälle**
Gewinnung durch	:	**Wasserdampf - Destillation (ergibt das ätherische Oel)**
Notwendige Pflanzen- menge für 1 l Oel	:	**30 - 50 kg**
Duftbeschreibung	:	**harmonischer, holzig-riechender, warmer Duft**
Duftintensität	:	**mittel**
Verdunstungszeit	:	**lang**
Duftnote	:	**Basisnote; fixierend in Mischungen**
Duftlampen-Dosierung	:	**3 - 4 Tropfen**

Wirkungstendenz/
Anwendungsgebiete   :

- **Das ätherische Oel, das aus der Atlaszeder destilliert wird, vermittelt uns in schwierigen Lebensphasen das nötige Selbstvertrauen und lässt uns optimistisch der Zukunft entgegengehen.**
- **seine warme, sanft schwingende Ausstrahlung verleiht uns Stabilität und lässt uns bei Unsicherheit und häufigen Gefühlsschwankungen ins Zentrum unseres Seins zurückfinden.**
- **wertvoller Bestandteil in aromakosmetischen Haut- und Haarpflegeprodukten bei fetter Haut und fettigen Haaren (hautpflegend und haarstärkend).**
- **findet breite Verwendung in maskulinen Parfums als warme, fixierende Basisnote.**
- **anstelle des echten Zedernholzöles wird oft auch das nach Bleistiftholz riechende Oel der Texaszeder (Juniperus mexicana) angeboten.**

Anwendungs-
einschränkungen   :

- **nicht anwenden während der Schwangerschaft !**

Zimt

(Cinnamomum verum)

Pflanzenfamilie	:	**Lorbeergewächse**
Herkunft/Kultivierung	:	**Sri Lanka, Indien, Madagaskar, Comoren**
Verwendeter Pflanzenteil:		**1.) Rinde 2.) Blätter**
Gewinnung durch	:	**Wasserdampf - Destillation (ergibt das ätherische Oel)**
Notwendige Pflanzen- menge für 1 l Oel	:	**1.) 100 - 200 kg 2.) 50 - 70 kg**
Duftbeschreibung	:	**warmer, würzig-süsser, typischer Zimtduft**
Duftintensität	:	**stark**
Verdunstungszeit	:	**mittel**
Duftnote	:	**Herznote; verbindend in Mischungen**
Duftlampen-Dosierung	:	**2 - 3 Tropfen**

Wirkungstendenz/ Anwendungsgebiete	:	**- Zimtrinden- und Zimtblattöl weisen eine ganz unterschiedliche biochemische Zusammensetzung auf.**
		- Das Oel der Rinde (hautreizend) wirkt vorwiegend im psychisch-emotionalen Bereich. Wenn wir Mühe haben, unsere Gefühle mitzuteilen, bestärkt uns Zimtrinde, uns vertrauensvoll zu öffnen.
		- unterstützt auch die Intuition und die Kreativität.
		- Das Blattöl ist sanfter und für Hautanwendungen geeignet. Schenkt uns in Bade- und Massageölen sowie auf Kompressen fehlende Wärme und fördert die Hautdurchblutung.
		- wird in der Literatur auch als erotisierend (aphrodisisch) beschrieben; für sinnliche Duftmischungen (für's Duftbad oder für's Parfum) gering dosieren.
Anwendungs- einschränkungen	:	**- Zimtrindenöl wirkt stark hautreizend ! Für Anwendungen auf der Haut ist das mildere Zimtblattöl vorzuziehen.**

Zitrone

(Citrus limon)

Pflanzenfamilie	:	**Rautengewächse**
Herkunft/Kultivierung	:	**Italien, Spanien, Israel, Brasilien, Uruguay**
Verwendeter Pflanzenteil:		**Fruchtschale**
Gewinnung durch	:	**Auspressung (ergibt die Essenz)**
Notwendige Pflanzen-menge für 1 l Essenz	:	**120 - 150 kg**
Duftbeschreibung	:	**frischer, fruchtiger, typischer Zitronenduft**
Duftintensität	:	**mittel**
Verdunstungszeit	:	**kurz**
Duftnote	:	**Kopfnote in Mischungen**
Duftlampen-Dosierung	:	**4 - 5 Tropfen**

Wirkungstendenz/ :
Anwendungsgebiete

- **Zitronenessenz steht wie kaum ein anderer Duft für Frische, Klarheit und Aktivität.**
- **sie wirkt gedächtnisstärkend und fördert die Kon-zentrationsfähigkeit (z.B. während Prüfungen, auf langen Autofahrten, am Arbeitsplatz usw.).**
- **zur Vorbeugung während Grippe- und Schnupfen-zeiten empfiehlt es sich, Zitronenessenz in der Duft-lampe verdunsten zu lassen.**
- **vorzüglich in durchblutungsfördernden, aktivie-renden Massageölen (gering dosieren !).**
- **einsetzbar für die Behandlung von fetter, unreiner Haut sowie für die allgemeine Hautreinigung (Ge-sichtsdampfbad etc.); strafft und kräftigt die Haut.**
- **bei Insektenstichen pur auftragen; verhindert Juck-reiz und vermindert Schwellungen.**

Anwendungs- :
einschränkungen

- **Phototoxisch und hautreizend ! Kann bei Anwen-dung auf der Haut durch UV-Einstrahlung (Sonne, Solarium) Verbrennungen verursachen.**

Zypresse

(Cupressus sempervirens)

Pflanzenfamilie	:	**Zypressengewächse**
Herkunft/Kultivierung	:	**Mittelmeerländer**
Verwendeter Pflanzenteil:		**Blätter und Zweige**
Gewinnung durch	:	**Wasserdampf - Destillation (ergibt das ätherische Oel)**
Notwendige Pflanzen- menge für 1 l Oel	:	**60 - 80 kg**
Duftbeschreibung	:	**frischer, fichtenartiger, holzig riechender Duft**
Duftintensität	:	**mittel**
Verdunstungszeit	:	**mittel**
Duftnote	:	**Herznote; verbindend in Mischungen**
Duftlampen-Dosierung	:	**3 - 4 Tropfen**

Wirkungstendenz/ Anwendungsgebiete :

- **Das Oel der schlanken, gradlinigen Zypresse unterstützt Menschen, die Mühe bekunden, in ihrem Leben Schwerpunkte zu setzen; hilft uns zudem, unsere Lebensenergie zu sammeln und konzentriert auf unsere wesentlichen Lebensziele hin auszurichten.**
- **der ausgleichende, zentrierende Charakter des Zypressenduftes ist besonders bei Zerstreutheit, Ziellosigkeit und mangelnder Konzentration angezeigt.**
- **seine krampf- und schleimlösenden Eigenschaften verschaffen mittels Inhalation Erleichterung bei Schnupfen und Husten mit zähem Schleim.**
- **Zyressenöl reduziert die Talgproduktion; besonders ders für die Pflege der fetten Haut geeignet.**
- **reguliert auch übermässige Schweissabsonderung.**
- **empfehlenswert in einem warmen Fussbad bei müden, schweren Füssen.**

Anwendungs- einschränkungen :

- **bei äusserlicher Anwendung sind bis heute keine Kontraindikationen bekannt.**

Einteilung nach Duftnoten

Kopfnote

Geringe bis mittlere Duftintensität. Verflüchtigt sich zuerst in einer Mischung

- Bergamotte
- Blutorange
- Cajeput
- Citronelle
- Eucalyptus
- Fichte
- Grapefruit
- Kiefer
- Krauseminze
- Latschenkiefer
- Lemongrass
- Limette
- Mandarine
- Meerkiefer
- Minze grün
- Niaouli
- Orange
- Pampelmuse
- Petitgrain
- Pfefferminze
- Ravensara
- Rosmarin
- Tea Tree
- Thymian
- Wacholder
- Weisstanne
- Zitrone
- Zitroneneucalyptus

Herznote

Mittlere bis starke Duftintensität Verbindender und charaktergebender Bestandteil in einer Mischung

- Basilikum
- Bay St. Thomas
- Bohnenkraut
- Cananga
- Estragon
- Fenchel
- Geranium
- Hyazinthe
- Ingwer
- Jasmin
- Kamille röm.
- Kardamom
- Koriander
- Lavendel
- Majoran
- Melisse
- Mimose
- Muskatellersalbei
- Myrte
- Narzisse
- Nelke
- Neroli
- Rose
- Rosenholz
- Schafgarbe
- Tagetes
- Tuberose
- Ylang Ylang
- Ysop
- Zimt
- Zypresse

Fussnote

Mittlere bis starke Duftintensität. Fixierender Bestandteil in einer Mischung; Duft verflüchtigt sich sehr langsam

- Angelika
- Benzoe
- Cistrose
- Eichenmoos
- Elemi
- Honig
- Immortelle
- Ingwer
- Iriswurzel
- Kamille blau
- Moschuskörner
- Narde
- Patchouli
- Sandelholz
- Steinklee
- Tabak
- Tonkabohne
- Vanille
- Ylang Ylang
- Zedernholz

Berücksichtigen Sie, dass diese Einteilung lediglich ungefähre Anhaltspunkte wiedergibt, welche Duftintensität und Duftdauer dem jeweiligen ätherischen Oel zugeordnet werden können. In der Duftorgel des Parfumeurs hat jedes ätherische Oel seinen genau definierten Platz bezüglich der obenerwähnten Beurteilungskriterien.

Einteilung nach Duftcharakter

Duftcharakter	Typische Vertreter
zitronig-frisch	Citronelle, Lemongrass, Limone, Litsea, Melisse, Verbene, Zitrone, Zitroneneucalyptus
minzig-frisch	Krauseminze, grüne Minze, Pfefferminze
eucalyptig-frisch	Cajeput, Eucalyptus, Niaouli, Ravensara
waldig-frisch	Fichte, Kiefer, Meerkiefer, Myrte, Wacholder, Weisstanne, Zedernblatt, Zypresse
würzig-frisch	Basilikum, Estragon, Fenchel
fruchtig-warm	Bay St. Thomas, Blutorange, Grapefruit, Mandarine, Orange, Pampelmuse
balsamisch-warm	Benzoe, Cistrose, Elemi, Immortelle, Honig, Myrrhe, Tonka, Vanille, Weihrauch
holzig-warm	Rosenholz, Sandelholz, Zedernholz
würzig-warm	Bohnenkraut, Kreuzkümmel, Ingwer, Kardamom, Koriander, Lorbeer, Majoran, Oregano, Pfeffer, Rosmarin, Salbei, Thymian, Ysop
würzig-süss	Cassia, Gewürznelke, Zimtblatt, Zimtrinde
rosig-zart	Geranium, Palmarosa, Rose, Rosengeranie
blumig-üppig	Cananga, Hyazinthe, Jasmin, Kamille, Lavendel, Mimose, Narzisse, Tuberose, Ylang-Ylang
erdig-tief	Angelika, Eichenmoos, Patchouli, Vetiver

Einteilung nach Wirkungstendenzen

Anregend, erfrischend, konzentrationsfördernd

- Angelika
- Eisenkraut
- Eucalyptus
- Krauseminze
- Lemongrass
- Litsea cubeba
- Limette
- Minze grün
- Niaouli
- Pfefferminze
- Rosmarin
- Tea Tree
- Thymian
- Wacholder
- Zitrone

Beruhigend, entspannend besänftigend

- Benzoe
- Fenchel
- Honig
- Kamille blau/röm.
- Lavendel
- Majoran
- Melisse echte
- Myrrhe
- Neroli
- Patchouli
- Rosenholz
- Sandelholz
- Vanille
- Weihrauch
- Zedernholz

Ausgleichend, stabilisierend

- Angelika
- Bergamotte
- Cistrose
- Elemi
- Geranie
- Honig
- Grapefruit
- Lavendel
- Melisse echte
- Neroli
- Orange
- Petitgrain
- Rose
- Schafgarbe
- Vetiver
- Ylang Ylang
- Zypresse

Stärkend, kräftigend, aufbauend

- Angelika
- Basilikum
- Eisenkraut
- Estragon
- Limette
- Mandarine
- Myrte
- Nelke
- Neroli
- Ravensara
- Rosmarin
- Salbei
- Thymian
- Wacholder
- Vetiver
- Zypresse

Erotisierend, aphrodisierend

- Cistrose
- Ginster
- Hyazinthe
- Ingwer
- Jasmin
- Koriander
- Kreuzkümmel
- Moschuskörner
- Muskatellersalbei
- Patchouli
- Sandelholz
- Tonkabohne
- Tuberose
- Vetiver
- Ylang Ylang
- Zimt

Euphorisierend, stimmungserhellend

- Jasmin
- Muskatellersalbei
- Pampelmuse
- Orange
- Rose
- Ylang-Ylang

Einteilung für die Hautpflege

Für die normale Haut

- Bergamotte
- Geranie
- Jasmin
- Lavandin
- Melisse verd.
- Muskatellersalbei
- Myrte
- Petitgrain
- Palmarosa
- Rosenholz
- Sandelholz
- Ylang Ylang
- Zedernholz
- Zitrone

Für die fette Haut

- Bergamotte
- Cistrose
- Eucalyptus
- Lavendel
- Lemongrass
- Melisse
- Minze grün
- Myrte
- Pampelmuse
- Rosmarin
- Wacholder
- Zedernholz
- Zitrone
- Zypresse

Für die trockene Haut

- Benzoe
- Fenchel
- Jasmin
- Kamille röm.
- Lavendel
- Mimose
- Orange
- Rose
- Rosenholz
- Sandelholz
- Vetiver

Für die alternde Haut

- Benzoe
- Fenchel
- Lavendel
- Karottensamen
- Myrrhe
- Neroli
- Orange
- Patchouli
- Rose
- Vetiver
- Weihrauch

Für die entzündete, unreine Haut

- Bergamotte
- Cistrose
- Eucalyptus
- Geranium
- Immortelle
- Kamille blau
- Lavendel
- Myrte
- Niaouli
- Pfefferminze
- Rosmarin
- Schafgarbe
- Tea Tree
- Wacholder
- Zedernholz

Für die empfindliche Haut

- Honig
- Jasmin
- Kamille blau
- Lavendel
- Neroli
- Rose

Literaturverzeichnis

- **Duftleiter "Farb-Leit-System"**   Inge Andres   La Balance

- **Himmlische Düfte**   Susanne Fischer-Rizzi   Hugendubel Verlag

- **Poesie der Düfte**   Susanne Fischer-Rizzi   Joy Verlag

- **Aromatherapie von A - Z**   Patricia Davis   Droemer-Knaur Verlag

- **Wie neugeboren durch Heilkräuter-Essenzen**   Dietrich Gümbel   Gräfe & Unzer Verlag

- **Aromakosmetik**   M. Jünemann & W. Obermayr   Windpferd Verlag

- **Das Handbuch der ätherischen Oele**   Erich Keller   Goldmann Verlag

- **Essenzen der Schönheit**   Erich Keller   Goldmann Verlag

- **Duft und Gemüt**   Erich Keller   Fischer Verlag

- **Praktische Aromatherapie**   Shirley Price   Urania Verlag

- **Duftheilkunde**   René Strassmann   AT Verlag

- **Die Geheimnisse wohlriechender Essenzen**   Maggie Tisserand   Windpferd Verlag

- **Aroma-Therapie**   Robert Tisserand   Bauer Verlag

- **Aromatherapie**   Jean Valnet   Heyne Verlag

- **Lexikon der Duftbausteine**   H & R   Glöss Verlag

- **Parfum-Buch**   H & R   Glöss Verlag

- **l'aromatherapie exactement**   P. Franchomme/D. Pénoel   Editeur R. Jollois

Die in diesem Buch gemachten Aussagen stützen sich einerseits auf Literaturangaben, andrerseits auf umfangreiche, praktische Erfahrungen mit Duftessenzen (Versuche für Duftmischungen, Verdunstungszeiten, Hauttests, Duftbeurteilungen usw.). Hierfür arbeitete ich vorwiegend mit den ätherischen Oelen, Essenzen und Absolues der Firma LA BALANCE, die grösserenteils aus kontrolliert biologisch angebauten Pflanzen hergestellt werden und sich durch eine besondere Schönheit und harmonische Ausstrahlung auszeichnen !

Stichwortverzeichnis

Herzlichen Dank

Ich möchte es nicht unterlassen, mich an dieser Stelle bei allen zu bedanken, die mir während der Realisierung dieses Buches fachlich und moralisch zur Seite gestanden sind und mich unterstützt haben.

Insbesondere Karin, meiner Lebenspartnerin, möchte ich von ganzem Herzen danken. Mit Deinem unermüdlichen Einsatz in unserem Lebensumfeld war es mir erst möglich, die nötige Zeit zum Schreiben dieses Buches zu finden. Dein sonniges Gemüt und Deine positive Lebenseinstellung waren für mich stets Motivation und Ansporn, dieses Werk zu vollenden.

Im weiteren möchte ich mich bei Inge und Ottmar ganz herzlich bedanken für die offene und vertrauensvolle Zusammenarbeit. Mit Euren langjährigen Erfahrungen und dem umfangreichen Fachwissen auf dem Gebiet der ätherischen Oele habt Ihr mir einen noch tieferen Einblick in diese interessante und faszinierende Materie ermöglicht.

Mein grösster Dank jedoch gehört Ihnen, liebe Leserinnen und Leser. Ihr Interesse und Ihre Nachfrage waren es, die mich motivierten, ein Buch über die wunderbaren Düfte unserer Pflanzenwelt zu schreiben.

Ich wünsche Ihnen für die Zukunft von Herzen gute Gesundheit, ein positives Lebensgefühl sowie stets ein Umfeld des Vertrauens, des gegenseitigen Respekts und der Offenheit.

Christoph Brühwiler